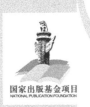

国家出版基金项目
NATIONAL PUBLICATION FOUNDATION

『十三五』国家重点出版物出版规划项目
国家出版基金资助项目

土单验方卷 3（下）

新中国
地方中草药
文献研究

（1949—1979年）

张瑞贤 张卫
刘更生 蒋力生

主编

SPM
南方出版传媒 广东科技出版社
北京科学技术出版社

目　录

湖北省中草医药
成就展览

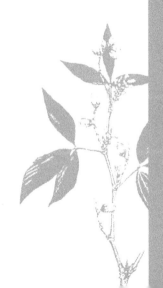

提　要

湖北省民卫局主办。

1970 年出版。共 12 页，其中正文 11 页，插页 1 页。纸质封面，平装本。

编者将湖北省中草医药成就展览的资料进行汇集整理，编写了《湖北省中草医药成就展览》，以便广大"赤脚医生"和医药卫生人员在防病治病中学习运用中草药。

本书首先总体介绍了湖北省各地运用中草药和新医疗法防病治病的事迹。其次是各地区中草药部分验方选，包括预防流感（流行性感冒）、中暑方，胃痛方，疟疾方，百日咳及慢性支气管炎方，荨麻疹方，顽癣方，乳腺炎方，淋巴结核方，指压止痛方，肺结核方，腋臭方，下肢溃疡方，痢疾方，胆道蛔虫方，红崩、白带方，慢性骨髓炎方，土牛膝引产方，神经衰弱方，孕吐方。本书依次介绍各方的方药（或穴位）、主治、用法和方药来源。

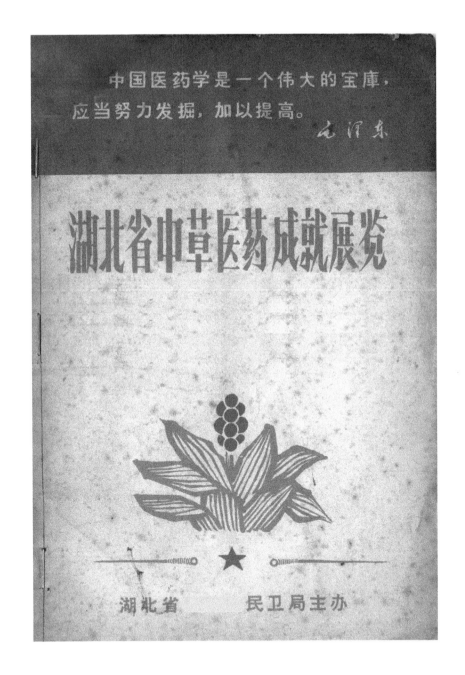

湖北省中草医药成就展览简介

第 一 部 分

在毛泽东思想指引下

全省卫生工作蓬勃发展

这一部分主要介绍 全省医疗卫生战线所取得的成就，用大量的典型材料，统计数字，一百多张图片，来对比说明在光辉的《六·二六指示》指引下，全省卫生战线上的深刻变化。

1949

新 中 国
地 方 中 草 药
文 献 研 究
(1949—1979年)

1979

全省实现了合作医疗化，赤脚医生化，中草药化，新医疗法化。着重介绍了全省卫生战线不同类型的十一个先进集体，二位活学活用毛泽东思想积极分子。其中有创立"深受贫下中农欢迎的合作医疗制度"的宜昌地区长阳县乐园公社；有 自力更生，勤俭办医的咸宁地区阳新县洋港公社；有 巩固合作医疗、促进农业生产的恩施地区巴东县木龙公社；有"大搞群众运动，普及新医疗法"的黄冈地区红安县桃花公社；有"办医储药、准备打仗"的荆州地区钟祥县前锋大队；有"政治建院的好榜样"的宜昌地区长阳县贺家坪区卫生院；有"中草药进了城市医院"的武汉地区军工医院；还有在学乐园、赶乐园中涌现出来的先进集体：黄石市大冶县小箕铺公社，郧阳地区房县大马公社，孝感地区安陆县毛河公社，襄阳地区枣阳县刘楼公社等等。还介绍了 军工医院护士裴淑珍同志，以及"为巩固和发展合作医疗制度冲锋陷阵" 乐园公社赤脚医生覃祥官同志的先进事迹。

第 二 部 分
中草药群众运动遍地开花

全省卫生人员和广大 群众，大搞中草

2

药防病治病群众运动的情况，全省上山采药人数七十多万人次，自采中草药一百八十万斤，自种中草药四万亩，群众献方三万多个，社、队自办土药房五万多个，并用大幅地图标示出全省中草药分布的概况。

这部分用大量的版面，按中草药使用的范围，又分为战备、预防、血防、计划生育、内科、外科（五官科）、妇科、儿科、疑难病等九个部分，共展出各个地区有特殊疗效的中草药方五百多个，其中包括三十多种二分钟以内的内、外止血粉，治疗烧（烫）伤的各种方剂，断指再植，毒蛇咬伤的中草药方，防治血吸虫病有显著作用的枫杨树叶（群众叫大叶柳树），治疗癌肿的有效单方和草药等。

在这个部分还展出了与处方有关的中草药活苗一千盆，干标本一千份，生药标本两百份，其中有遍布全省治疗跌打损伤、心动过速的八里麻，治疗毒蛇咬伤的急解索，治疗妇科病的八月炸、土东瓜，治疗胃病的小蛇参，以及我省产量丰富的茯苓、黄连、桔梗、龟板、别甲，等等。

第 三 部 分
中西医结合大放光彩

遵循伟大领袖毛主席"把中医中药的知识和西医西药的知识结合起来，创造中国统一的新医学，新药学"的教导，全省在中西医结合方面取得了显著成绩。这个部分用大量图片，统计数字，病例，介绍了全省较为突出的几十个项目，有世界医学的创举——针刺麻醉在全省普及推广和发展提高的介绍，有郧阳地区防治克汀病的先进经验，宜昌地区用中西医结合办法治疗各种眼病的介绍，有用中药复方创制静脉注射液治疗急性

3

1949

新 中 国
地 方 中 草 药
文 献 研 究
(1949—1979年)

1979

传染病"流行性脑脊髓膜炎"、"204"胃药以及用土法上马，土洋并举的方法，制造出大量中草药新剂型，对治疗各种常见病、多发病显著的提高了治疗效果的情况。为创造我国统一的新医学新药学迈出了可喜的一步。

第 四 部 分

丰富多采的新医疗法

这一部分介绍了我省卫生人员向中国人民解放军学习，▇▇▇▇▇▇▇▇▇▇▇▇▇▇▇▇▇▇新医疗法在全省迅猛开展，遍地开花，▇▇介绍了埋线、割治、耳针、水针、卤碱等二十多项新医疗法在治疗精神病、眼病、肝病、痢疾、皮肤病等疾病中所取得的新成就。

第 五 部 分

中西医药技术革新

这一部分用大量的实物展示出全省卫生人员和▇▇群众在伟大领袖毛主席**"自力更生，艰苦奋斗，破除迷信，解放思想"**的指导下，在医疗技术革新方面所取得的显著成绩，共展出十七个主要项目，四十多个展品，中草药剂型改革六百多种。其中有土法上马，土药房的各种技术革新，有为战备服务的新产品战备止血纱布，代血浆，离子交换树脂纯水器，有用途广泛，能增强针刺疗效，用于针刺麻醉、人工呼吸、心动起搏、

4

点燃紫外线灯、适用于战备和广大农村的半导体综合治疗机，以及我省创制，⬛⬛⬛⬛⬛⬛⬛⬛⬛ 使用方便，价格低廉的"工农兵眼内异物定位器"等。

5

1949

新 中 国
地 方 中 草 药
文 献 研 究
(1949—1979年)

1979

各地区中草药部分验方选

一、预防流感、中暑方

方　药：麦冬根　忍冬藤　薄荷

主　治：预防流感、中暑。

用　法：麦冬根、忍冬藤各等量，薄荷少许，煎成大锅药，每三日服一次，每次服二百毫升。

方药来源：鄂西北公路黄冈民兵师献方。

二、胃　痛　方

方　药：小蛇参

主　治：胃痛、腹痛。

用　法：小蛇参一两，白酒半斤泡，每次服10毫升，或将药放入口内嚼烂吞服。

方药来源：宜昌地区、恩施地区。

三、疟　疾　方

方　药：苍术　白芷　桂枝　川芎

主　治：疟疾。

用　法：上药各等分，共研细末，用棉花团成丸状，于疟疾发作前二小时塞入一侧鼻孔内。

方药来源：荆州地区江陵县、孝感地区黄陂县。

四、百日咳及慢性枝气管炎方

方　药：菜子七根

6

主　治： 百日咳、慢性枝气管炎。

用　法： 用鲜或干菜子七根煎水服用，或晒干研粉用蜂蜜拌服，成人每日五钱至一两，小儿三钱至五钱，分三次服。

方药来源： 宜昌地区长阳县。

五、荨麻疹方

方　药： 樟木鉋花

主　治： 荨麻疹。

用　法： 取樟木鉋花适量，煎水熏洗患处，每日一次直至痊愈。

方药来源： 湖北中医学院附属医院。

六、顽癣方

方　药： 杉木油

主　治： 顽癣、神经性皮炎。

制作方法： 取碗一个，用线索将碗口捆成"十"字形，后用卫生纸盖于碗口，上放干杉木锯末，堆成塔状，从尖端点火燃烧，待火烧至近卫生纸时，即除去灰烬和残余锯末，取碗中杉木油用。

用　法： 先将癣面洗净，用刀片刮去痂皮，再在癣面铺上一层很薄的棉花，用火或烧红的木炭稍烘一下，取下棉花，在患处擦杉木油。

方药来源： 宜昌地区五峰县。

七、乳腺炎方（Ⅰ）

方　药： 生半夏　葱白

主　治： 乳腺炎。

用　法： 取生半夏1—2钱，葱白2—3根，捣烂揉成团塞于

7

1949

新 中 国
地 方 中 草 药
文 献 研 究
(1949—1979年)

1979

患乳对侧鼻孔，每日塞鼻两次，每次半小时。

方药来源： 武汉市第十医院。

八、乳腺炎方（Ⅱ）

方　药： 半枝莲

主　治： 乳腺炎。

用　法： 取全草捣烂，敷于患部，每日一次，至肿消为度。

方药来源： 武汉市中医医院。

九、淋巴结核方

方　药： 痰药　鸡蛋

主　治： 淋巴结核。

用　法： 取痰药2—4两，鸡蛋3—5个，加入适量红糖共煮，蛋煮熟后，剥去蛋壳再煮。服药汁及鸡蛋，成人每日服一剂，连服两天，以后每隔四天连服两天，一般一月可痊愈。

方药来源： 咸宁地区阳新县。

十、指压止痛方

部　位： 灵台穴（第6—7胸椎棘突处），颈动脉处。

主　治： 急性腹痛、牙痛、头痛。

用　法： 指压灵台穴治疗内科急性腹痛，指压颈动脉处治疗牙痛，头痛。

方药来源： 阳新县"6·26"医疗队、枣阳县刘楼公社。

十一、肺 结 核 方

方　药： 夏枯草

8

主　治： 肺结核。

用　法： 夏枯草二两水煎服，日二至三次，作成膏剂亦可。

方药来源： 武汉地区军工医院。

十二、腋　臭　方

方　药： 射香　枯矾　巴豆　水螺蛳肉

主　治： 腋臭。

用　法： 取巴豆二粒，水螺蛳肉一个捣烂，上枯矾二钱，射香三分，共研细末，混合调匀涂于纱布上，贴于腋下，二十四小时后取下。

方药来源： 宜昌地区。

十三、下肢溃疡方

方　药： 破胶鞋　棉油

主　治： 下肢溃疡（臁疮）。

用　法： 取破胶鞋适量，煅成灰，用棉油调匀后敷于溃疡面上。

方药来源： 黄冈地区。

十四、痢　疾　方

方　药： 水红辣蓼

主　治： 细菌性痢疾、急性胃肠炎。

用　法： 取红辣蓼鲜药一斤加水1000毫升，煎至500毫升，每日三次，每次30毫升。

方药来源： 武汉市第二医院。

十五、胆道蛔虫方

方　药： 苦楝根皮　算盘子根　姜木香

9

1949

新 中 国
地 方 中 草 药
文 献 研 究
(1949—1979年)

1979

主 治：胆道蛔虫。

用 法：用苦楝根皮一两去粗皮，算盘子根一两去粗皮，姜木香一至二两，水煎服，一日一付，分三次服（每次喝一大碗）。

方药来源：咸宁地区咸宁县、阳新县。

十六、红崩、白带方

方 药：八月炸藤根　泡桐树根

主 治：妇女红崩（功能性子宫出血）白带。

用 法：用八月炸藤根（鲜）四两，泡桐树根四两，切细，用肥猪肉半斤与药物同煨，以煨烂为度，然后喝汤吃肉，一日两次，一付药共服两天。

方药来源：宜昌地区。

十七、慢性骨髓炎方

方 药：金头蜈蚣

主 治：慢性骨髓炎。

用 法：①将蜈蚣研末，每10条分为七等份，装入胶囊，一天服一份。

②用凡士林纱布拌上蜈蚣末，上入瘘管内，一天换药一次。

方药来源：宜昌地区当阳县。

十八、土牛膝引产方

方 药：土牛膝根

主 治：引产（适用于妊娠3—6个月）。

用 法：取鲜土牛膝根2.5—3寸，刮去粗皮，洗净后，用蒸馏

10

水冲洗，涂上红汞酊，塞入宫颈。

方药来源：荆州地区洪湖县。

十九、神经衰弱方

方　药：酸枣树根皮　丹参

主　治：神经衰弱，顽固性失眠。

用　法：用酸枣树根皮一两　丹参四钱　水煎1—2小时，每天一剂，早晚分服。

方药来源：湖北省中草药调查组采方。

二十、孕　吐　方

方　一：

穴　位：内关（双侧）膻中

主　治：妊娠呕吐。

用　法：针刺内关、膻中穴，强刺激，不留针。

方　二：

方　药：干芦根　生姜

主　治：妊娠呕吐。

用　法：用干芦根一两　生姜八钱　煎水当茶喝。

方药来源：军工医院。

中草药土方土法
汇编（一）

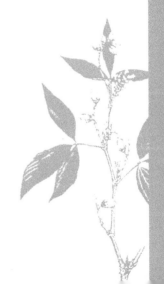

提　要

郧阳地区民政卫生局编。

1970 年 8 月出版。共 108 页，其中前言、目录共 9 页，正文 95 页，插页 4 页。纸质封面，平装本。

本书介绍了用于战伤、疾病预防，以及内科、外科、肿瘤科、妇产科、计划生育（科）、小儿科、五官科、皮肤科各科疾病的一些中草药土方土法。战伤主要有出血、烧伤、烫伤、取枪子、骨折、蛇咬伤、蜂蜇伤、冻伤；预防疾病主要有流脑（流行性脑脊髓膜炎）、流感（流行性感冒）、麻疹、蛇咬伤、中暑、冻伤、胃肠炎、痢疾、灭蛆等。每种疾病后出方几个，甚至十几个。因大多为民间单方、验方，所以没有方名，只有组成和用法。

本书药物计量单位采用旧市制，即 1 斤等于 16 两。

中草药土方土法 汇编

（一）

郧阳地区〇〇〇〇〇民政卫生局编

目　　录

一、战　伤

二、预　防

1

1949
新 中 国
地 方 中 草 药
文 献 研 究
(1949—1979年)
1979

2

3

1949

新 中 国
地 方 中 草 药
文 献 研 究
(1949—1979年)

1979

4

七、计划生育

八、小儿科

1949

新　中　国
地方中草药
文　献　研　究
(1949—1979年)

1979

九、五官科

十、皮肤科

6

7

· 白 页 ·

一、战 伤

出 血

方一：八古精（八角茴），六古精（臭树叶子）根和皮各等分。

用法：将上药研细用鸡蛋清调匀，敷伤处。

方二：石苇，百草霜，牛骨（烧灰）。

用法：捣细外敷。

方三：枣树皮，陈石灰。

用法：取枣树皮中层晒干，研末加陈石灰少许，外敷伤处。

方四：鲜钓鱼杆叶适量。

用法：捣烂外敷。

方五：丝瓜表皮。

用法：贴伤处。

1

1949

新 中 国
地方中草药
文 献 研 究
(1949—1979年)

1979

方六：芦杆草（鸡窝兰、抱母鸡）。

用法：揉烂敷伤处。

方七：地竹。

用法：揉烂敷伤处。

方八：麻火稍叶。

用法：捣烂外敷。

方九：鲜丝瓜叶。

用法：晒干，研细撒伤处。

方十：煅龙骨粉，海漂硝粉，煅石膏粉，
　　　生白芨粉。

用法：①刀伤，跌伤，战伤，破口流血，
　　　将药撒在伤口上用纱布包好。
　　　②毒疮溃疡用温开水洗净患处，
　　　将药粉撒入孔内，每日洗净后
　　　上一次药。

方十一：毛腊子。

用　法：外敷包扎。

方十二：刀口药。

2

用　法：研末敷伤处。

方十三：地骨皮（甜菜芽子根）。

用　法：取皮晒干，研末敷伤处。

方十四：松树炭。

用　法：研末撒伤处。

方十五：陈石灰。

用　法：放锅内烤黄，研末白火石研成细
　　　　　粉末。取陈石灰粉 2／3，白火
　　　　　石粉 1／3，混匀，敷伤处。

方十六：葱叶。

用　法：将葱剖开包伤口。

方十七：地榆根。

用　法：洗净研细敷伤处。

方十八：苎麻叶适量。

用　法：晒干为末，敷伤处，愈后发痒可
　　　　　用二花藤煎水洗。

方十九：生葱，生姜，蜂糖。

3

1949
新 中 国
地 方 中 草 药
文 献 研 究
(1949—1979年)
1979

用　法：捣烂，炒热外敷。

方二十：无毛胎老鼠七个，陈石灰一两，韭菜一把，

用　法：捣烂，阴干，研细末，涂伤处。

方二十一：铁杆蒿一把。

用　法：用手揉搓敷伤处。

方二十二：象牙草。

用　法：研末敷伤处。

方二十三：飞龙掌血（山百）二两，止血七一两，龙骨二两。

用　法：共研细末撒伤处。

方二十四：一口血（草）适量。

用　法：将叶捣碎敷伤处。

方二十五：活血丹（三条清，天青地红），一口血（一口红）。

用　法：晒干研末敷伤处。

方二十六：大刺芥芽五两。

用　法：晒干研末敷伤处。

4

烧　　伤

方一：地区联，桐树叶各等分。

用法：将上药烧焦研细放入香油内，搅
　　　匀，用鸡毛涂伤处。

方二：龟壳，冰片。

用法：将龟壳烧成灰加冰片研细用香油调
　　　成糊状，涂伤处。

方三：獾子油或蛟油。

用法：将上油涂伤处。

方四：鸡蛋油。

用法：炒蛋黄出油，内加青霉素粉，涂伤
　　　处。

方五：木子树皮，桐子树叶，柿子树皮。

用法：将上药炒黄，研细，掺香油，涂烧
　　　伤处。

方六：石灰一把，香油一两，槐树皮适量。

5

1949

新 中 国
地 方 中 草 药
文 献 研 究
(1949—1979年)

1979

用法：将上药研细加水，拌匀外敷。

方七：猪毛，地皮，大麦秧，冰片。

用法：将猪毛烧成灰（存性），地皮烧成炭，大麦秧捣烂取汁与上药混合，加入冰片外涂，每天二次。

方八：铁骨头。

用法：烧成灰，调以香油外涂。

方九：猫子骨。

用法：烧成炭碾碎，撒于创面，或调以香油外涂。

方十：霜冻根粉末二大两，地榆粉六大钱，十大功劳（土黄柏）六大钱。

用法：上药混合均匀，撒创面(不包扎)，或用香油调匀涂伤面。

方十一：鸡子骨。

用 法：烧成炭碾碎，撒创面或调以香油外涂。

方十二：獐子毛。

6

用　法：烧成灰，调香油擦。

方十三：川连三钱，枝子五钱，川柏四
　　　　钱，黄芩四钱，白芍四钱，甘草
　　　　四钱，二花一两，寸冬一两，玄
　　　　参一两。

用　法：①水煎服。

　　　　②服上方二剂后，疼痛稍轻，体
　　　　温未降、口渴者去玄参加石
　　　　斛、云苓、花粉。

方十四：川连三钱，地榆一钱，冰片一
　　　　钱，生川军五钱，生石膏八钱，
　　　　寒水石一两，当归四钱，紫草四
　　　　钱，血竭四钱，白芷四钱，乌贼
　　　　骨二钱，象皮二钱，元寸五分。

用　法：先用生理盐水或过锰酸钾溶液洗
　　　　净伤口，再将研细的上药敷伤处。

方十五：九龙草适量。

用　法：切片，晒干研细，用鸡蛋清调敷

7

1949

新中国
地方中草药
文献研究
(1949—1979年)

1979

伤处或用水煎服。

方十六：蜈蚣草，强盗蒿（用其叶）各七钱——一两。

用　法：捣烂外敷。

方十七：夜合树根（合欢树根）约八寸长。

用　法：吹根的一端，吹出空泡水，用水外涂伤处。

方十八：翻白草一两，地榆五钱，贯仲五钱。

用　法：晒干或焙干，研末调麻油，外涂，每日一次。

方十九：青棉一斤，冰片五钱，菜油一斤。

用　法：青棉研细末，用时加冰片研细拌匀，调菜油涂患处，一日一次。

方二十：烧伤膏，猪油一斤，桐油1—2两，陀赠八钱，小九龙盘草1—2两，松香四钱，黄连八钱，花椒四钱，首乌八钱，泻叶四钱，九月花五

8

钱，茶叶五钱，地柏枝四钱，地苦胆五钱，地榆一两。

制　法：猪油加热到１２０℃度，加陀赠拌匀，继加松香等药，温度降低到１００℃时加桐油，冷后入瓶待用。

用　法：外涂，每日二次。

烫　伤

方一：白颈蚯蚓三条，红糖适量。

用法：白颈蚯蚓加红糖，待化成水后取汁外涂。

方二：南瓜瓤适量。

用法：去子外敷（亦可治烧伤）。

方三：桐油适量。

用法：加冷水外涂。

方四：猪油，人中白（尿干），冰片各适

9

1949
新 中 国
地方中草药
文 献 研 究
(1949—1979年)
1979

量。

用法： 上药调匀，外涂。

方五： 酸菜杆子适量。

用法： 上药切细加水熬成膏，涂患处。

方六： 地榆粉一斤，冰片一钱。

用法： 混合上药，用香油调成膏，外涂。

方七： 桐子树嫩叶，香油各适量。

用法： 将桐子树叶烤干研末，香油调成糊状外敷。

方八： 石灰一碗，清水二碗。

用法： 将石灰用清水拌匀，澄清后，用鹅毛涂患处。

方九： 无毛老鼠三个，桐油二两。

用法： 将刚生下的老鼠，泡在桐油里，七天后，取漫油涂患处。

10

取 枪 籽

方一： 推屎虫 3—9 只，扦担蚂蚱 3—9
条，鲜瘦肉或山羊油适量。

用法： 将瓦烧红，把推屎虫，扦担蚂蚱放
上焙干，研细，用鲜瘦肉或山羊油
捣成泥状，敷子弹进口处。

方二： 南瓜芽子（或南瓜肉）二一三钱，
羊子油五钱，篦麻子五钱，

用法： 将上药捣烂如泥敷患处。

方三： 篦麻子五钱茄子蒂一两，

用法： 捣烂敷患处。

方四： 篦麻子一钱，羊子油一两，推屎虫
三个。

用法： 捣碎敷患处。

11

1949

新 中 国
地 方 中 草 药
文 献 研 究
(1949—1979年)

1979

骨　　折

方一：内服药：赶三九七钱，川芎二钱，
木香二钱，按骨丹五钱，
白鲜皮三钱，白毛狗脊三
钱，红藤一两，扭转七五
钱，杜仲一两，七里香一
两，红毛七七钱。

用　法：每日一付，煎水兑黄酒服。

外敷药：维窝虫，土元，毛桐树
皮，茅草根，杉树皮适
量，公鸡娃一个。

用法：清创复位，将上药研细敷患
处，再上夹板固定，三天后
去夹板用下方敷患处：茅草
根，毛桐树皮，杉树皮，接
骨丹，穿骨丹，黄蒿，榆树

12

皮，草乌捣碎如泥敷患处。

方二： **内服药：** 水仙桃二两。

用　法： 煎水兑酒服。

外敷药： 川乌五钱，草乌五钱，元寸三分，五加皮一两，盘蟮7—9支。

用　法： 将上药同未开叫的子鸡一个（去毛），捣烂敷患处。

注： 十岁以内的小儿只用盘蟮3—5支。

方三： 鲜土三七三两，八棱麻三两，毛桐树根皮三两，酒糟适量。

用法： 先用泡桐树夹板固定患处，将上药捣烂敷在夹板外，包好即可，三天后松夹板一次，五天后再松夹板一次，七天后拆夹板，肢体可活动。

13

1949

新 中 国
地 方 中 草 药
文 献 研 究
(1949—1979年)

1979

禁忌：鸡子，鸡蛋，江豆。

方四：八棱麻，五加风，泽兰，五加桐根皮，老龙须各三钱，刘寄奴，陈皮，自然铜，桃仁，牵筋草，丝茅根，四轮草各二钱。

用法：水煎服，每日二次，早、晚各一次，每次大半碗，烧酒为引。服3—4剂，停药3—4天再服，小儿用量酌减。

注：上方据受伤部位，年龄，性别不同，药物种类，用量有加减，其用法如下：

①头受伤加辛夷三钱，川芎、藁本各二钱。

②颈受伤加桔梗四钱，羌活二钱。

③手受伤加桂枝二钱，伸筋草（冬季）三钱（夏季）二钱。

④背部受伤加前胡二钱，虎骨（酥

14

买）二钱。

⑤胸部受伤加枳壳二钱，砂仁二钱，
   木瓜一钱

⑥腰部受伤加杜仲四钱，木香二钱，
   补骨脂三钱，兔丝子二钱。

⑦肾区受伤加车前四钱，木通二钱。

⑧髋关节受伤加牛夕四钱，杜仲二
   钱。

⑨腿受伤加木瓜二钱，五加皮二钱，
   牛夕四钱，黄芪三钱。

⑩脚受伤加牛夕四钱，五加皮三钱，
   土元二钱，赤芍三钱。

⑪受伤感染发烧服药后不退改用下
   方：柴胡、葛根各四钱，黄芩四钱，
   桔梗二钱，砂仁一钱，连翘、陈
   皮各二钱，花粉五钱，木通二钱，
   每天一剂，早晚各服一次，连服二
   天。

15

1949
新 中 国
地方中草药
文 献 研 究
(1949—1979年)
1979

⑫肿不消加赤芍三钱，花粉四钱。

⑬有气加陈皮二钱，木香三钱。

⑭脏腑瘀血加桃仁一钱，四轮草二钱，红花三钱，郁金四钱，大黄五钱。

⑮老年受伤，重用老龙须，牵筋草，各加至五钱。

⑯体弱受伤加金箔三张，枣仁三钱（不用大黄和芒硝）。

⑰孕妇受伤去桃仁，四轮草，大黄，芒硝，虎骨，牛夕，木香，赤芍。

方五：股骨骨折

外敷药：

（1）山区用方：

泡桐树根皮二两，四季葱五根，过山龙根皮一两半，五加皮一两半，八棱麻根二两，接骨丹皮三两，五加桐根皮一两半，伸筋草一

16

两，蒲公英五钱，滑石草叶
一两，大黄一两，酸草一
两，胡椒一钱，泽兰一两
半，（腿打伤加牛夕一两）。

（2）平原用方：

青桐皮一两，泡桐树根
皮二两，冻绿根皮一两半，刺
脊树根皮一两半，榆树根皮
二两，黄荆条一两，夫连树
根皮一两半，刺秋树根皮一
两半，铁罗汉（牛青子）根
一两，四季葱七根。

用法：①骨折者先复位（开放性骨折先清
创复位，缝合好伤口）用浸过酒
的绸布将患处包好，上二分厚的
泡桐树夹板4——6块，柳树夹
板亦可。

②将上药捣烂敷在夹扳外面。如大

17

1949

新 中 国
地 方 中 草 药
文 献 研 究
(1949—1979年)

1979

骨折，用小公鸡一只加酒放在药中捣烂敷患处，脱臼不必用小公鸡和接骨丹，敷药后用毛巾包好，每三天换药一次。

（3）水膏药：川连一钱：生地、归尾、川芎、生山甲、头发各三钱、黄腊一钱指甲一个。

制法：①将上药方中各药用香油半斤，以微火熬十分钟，稍停再熬十分钟，趁热过滤，温热时加粉末药，搅拌摊在皮纸上，贴患处。

②破皮的伤口，先用二花、细茶煎水洗，后上生肌散，再贴水膏药，每天常规换药一次。

18

附粉末药：血褐，儿茶，冰片，轻
粉，艮珠，乳香，没药
各一钱，射香一分，为
末。

（4）生肌散：龙骨，象皮（制）
生乳香，生没药，儿茶，冰
片各二钱，血竭，樟脑，白
蜡，艮珠，石蜡各一钱，轻
粉，炉甘石各二钱，射香一
分为末。

方六：内服药：自然铜五钱，仙桃草五
钱，月月红五钱，八棱麻
一两，强盗草一两，丹参
一两，黄酒红糖适量，煎
水服、

外敷药：活鸡子一只，四季葱一
斤，红糖四两，泡桐树根
皮四两，苎麻根四两，丹

19

1949

新　中　国
地 方 中 草 药
文 献 研 究
(1949—1979年)

1979

参四两。

用　法： 上药捣烂如泥敷伤处，两天换药一次，共 换 药 四次，外面上夹板固定。

方七： 泡桐树根皮二两，刺椿树 根 皮 二两，桐子树根二两，韭菜根一两，艾叶一两，甜酒糟二两。

用法： 捣烂敷于伤处，外以夹板固定。

方八： 一碗水四分，大救架五分，扇子七五分。

用法： 共研末，用冷水吞服，一次服完。

禁忌： 热食。

方九： 松树嫩尖上的花苞（绿豆大 2 — 3 月分采集，可自然成粉），适量。

用法： 复位后用米汤或面糊调，敷 骨 折处，再上小夹板，开放性骨折药内应加少许白蜡及冰片，三天换药一次。

20

方十：接骨散三钱，三七五钱，红花二
　　　钱，扣子七四钱，螃蟹七只，捣烂
　　　外敷。

内服药：三百棒三钱，搜山虎一钱，八爪
　　　龙二钱，扣子七二钱，五加皮三
　　　钱，碎骨还阳草三钱，共研末，
　　　冲红糖酒内服。

方十一：长骨风四两，接骨丹二两八钱，
　　　瓜米金钗一两，散血草二两，九龙
　　　盘三两，蚕窝子五两（烧成灰），
　　　盘龙七二两，见肿消六两，苎麻
　　　根（根心）四两，香椿树皮一
　　　两，泡桐树根皮二两，止血草一
　　　两，大血藤二两，野葡萄根一
　　　两，打死还阳草一至三钱。

用　法：捣烂外敷患处，三天换药一次，
　　　共五次。

21

1949

新 中 国
地 方 中 草 药
文 献 研 究
(1949—1979年)

1979

断 指 再 植

方药： 生枝子四两，肉桂四两，三七一钱，泡桐树根皮四两，花石草叶二钱。

用法： 复位，将上药研细，用鸡蛋清调成糊状敷患处，用泡桐树夹板固定。

跌伤、打伤、压伤

方一： 乳香五钱，没药五钱，自然铜一两，生半夏二钱，巴豆十个，土元二十个。

用法： 自然铜用醋制七次，活土元放在瓦上焙干，加上药一起研成粉，每日一次，每次五分，黄酒送下。

方二： 接骨丹五钱，鸟不踏三钱，大头蒿

22

三钱，五加皮四钱，毛三七三钱，
马三七三钱，土三七三钱，红花三
钱。

用法： 水煎服。

方三： 马别子根皮二两，山萝卜根二两，泽
兰一两，猪脆骨二两，枝子一两，

用法： 上药除枝子外均研未外敷。另用泽
兰，猪脆骨，枝子切片煎酒内服。
每日三次。

方四： 一碗水

用法： 晒干研细，每次二分，每日三次，
冷水服。

方五： 蜂子七

用法： 晒干研细，每次二分，每日三次。

方六： 射香三分，自然铜二钱，广三七五
钱，广别二钱，怀牛夕三钱，瓜篓
一钱，血竭三钱。

用法： 研未备用，酒冲服，每次五钱左

23

1949

新 中 国
地 方 中 草 药
文 献 研 究
(1949—1979年)

1979

用　法：煎水服。

方十八：马鞭稍根二两，土牛夕一两，桂
皮五钱。

用　法：煎水服，如寒重加麻黄三钱，红
糖作引。

方十九：月黄二钱，白芥子三钱。

用　法：研成细末，用酒和好醋调匀敷患
处。

蛇　咬　伤

方一：夜关门五——六兜。

用法：将上药洗净切片，置于铁锅中加水
三碗煮开取汁半碗兑白酒一两一次
服下，其余煎剂洗患处，一日二一
三次。

方二：降龙草。

用法：用鲜药捣烂外敷伤口。

26

方三：九龙胆。

用法：研细末用鸡蛋清调成糊状敷患处。
亦可煎水服之。

方四：乌臼树叶、夫莲泡树叶。

用法：上药捣烂取汁，用三棱针在伤口处
切成十字口，再用双手沾药汁从伤
口的上部往下推，从周围往伤口处
推。

方五：生半夏、何首乌各等量。

用法：捣烂外敷患处。

方六：半边莲、红白二元、蛇倒退各适
量。

用法：捣烂外敷。

方七：一支蒿、半边莲、蜈蚣蒿各适量。

用法：捣烂外敷。

方八：活蜘蛛三个。

用法：将蜘蛛用针刺破流出白浆涂伤口处。

方九：烟叶半斤。

27

1949

新 中 国
地 方 中 草 药
文 献 研 究
(1949—1979年)

1979

用法：将上药放入六斤水中，煮沸后熏患处，熏后盖上棉衣发汗，并把烟叶捞起敷患处。也可用针刺和火罐疗法。

方十：马三泡五钱，木子树叶五钱，川楝叶五钱，马牙草一钱，龙眼草二钱，夜关门二钱，凤仙草花二钱，红糖一两。

用法：捣烂外敷。

方十一：龙缠柱、一支箭、地苦胆各适量。

用　法：上药用口嚼碎，敷伤口。

方十二：降龙草八钱，红夜蒿树叶八钱，红刺春头叶一把，半边莲一把，七叶一枝花四钱。

用　法：捣烂外敷。

方十三：独蒜片、旱烟屎各适量。

用　法：用蒜片盖咬伤处，用艾隔蒜灸七

28

壮，灸出紫血。内服旱烟屎，温
开水送下。

方十四： 明雄黄、血灵脂各五钱。

用　法： 研末分三次酒冲服。

方十五： 指甲花根、长虫草各一把。

用　法： 捣烂外敷。

方十六： 南瓜箭、胡芦箭、嫩兰箭各适量。

用　法： 水煎服，主治陈旧性化脓性蛇咬
伤。

方十七： 半边莲、花椒叶、雄黄各适量。

用　法： 捣烂后兑黄酒外敷。

方十八： 蜈蚣。

用　法： 将蜈蚣泡于煤油中，涂患处。

方十九： 竹油涂患处。

蜂 蜇 伤

方药： 老婆针一两、人奶一两。

29

1949

新 中 国
地方中草药
文 献 研 究
(1949—1979年)

1979

用法：将老婆针冲碎，调奶涂患处。

冻 伤

方药：樱桃。

用法：将樱桃放入白酒内浸泡，埋 于 地
下，待冬季取用擦患处。

30

二、预　防

预　防　流　脑

方一： 松针一把，甘草五钱。

用法： 水煎服。注：可预防流感。

方二： 贯仲三钱。

用法： 水煎服，隔日一次，连服三至四次。

方三： 野蒿，白菊花。

用法： 泡茶喝。

预　防　流　感

方一： 皂角一两，大黄四两。

用法： 研末，一天二次，每次一钱。

方二： 生姜三钱，胡桃五枚，苏叶三钱，

1949

新 中 国
地方中草药
文 献 研 究
(1949—1979年)

1979

桑皮三钱，红糖五两。

用法：水煎服。

预 防 麻 疹

方一：紫草根，适量。

用法：水煎服。

方二：红草根三钱，笛草二钱，石羔四钱，甘草二钱。

用法：煎浓汁去渣，一天二次，每次半杯或一杯。

预 防 蛇 咬 伤

方一：龙缠柱三钱，一支箭三钱，降龙草三钱，黑乌稍三钱，大血藤三钱，开口箭三钱，虎芽草三钱，鼻血雷三钱，南蛇风二钱，扇插子三钱，磨架子草三钱，地苦胆三钱，背蛇生一钱半，细辛一钱，白芷三钱，

32

红花一钱，维通二钱，灵仙二钱，甘草二钱。

用法：将上药用三斤烧酒泡一周即可，每人只喝二两可预防一年。

方二：天丁根，地丁（黄花苗根），五倍子树根，刺泡头树根(飞天蜈蚣)，大麦泡根，小麦泡根，红降龙草，蓖麻草根，空心泡根，红夜蒿子树根，白芷，北细辛，龙眼草，老龙须（八角风）根各适量。

用法：天丁根，五倍子根，刺泡头根，红夜蒿子根，老龙须根用其去了粗皮的皮，龙眼草连泥搓成团，再与其它八种药一起煎水去渣，取汁，每年春末夏初采上述鲜药煎剂，兑雄黄酒二两，每年服一次可预防一年。

33

1949

新 中 国
地 方 中 草 药
文 献 研 究
(1949—1979年)

1979

预 防 中 暑

药方：滑石六两，甘草一两。

用法：研末，开水冲服。

预 防 冻 伤

药方：山里红适量。

用法：冬季采上药捣细擦手脚。

预 防 肠 胃 炎

药方：生大蒜瓣三个。

用法：生大蒜一日吃三次，每次一个。

预 防 痢 疾

方药：马齿苋适量。

用法：将上药放在开水内，翻动后，取出拌醋吃。

34

灭　　蛆

方药一： 猫儿眼，放在粪池里，可以灭
　　　　蛆。

方药二： 黄荆条叶，放在粪池里，可以灭
　　　　蛆。

1949

新 中 国
地方中草药
文 献 研 究
(1949—1979年)

1979

三、内　科

蛔　虫　病

方一： 石龙（石豇豆，姜豆根）

用法： 将上药洗净晒干或焙干研末内服。

用量： 5—10岁小儿每服3钱，10岁以上每次6钱，每日3次，可拌红糖或白糖吃。

注： 服后有轻度腹痛和缓泻。

方二： 鲜苦楝树根皮洗净，刮去粗皮取白皮一两。

服法： 水煎服，一次空腹温服。

方三： 鹤虱五钱，苦楝子三钱。

用法： 水煎，空腹一次服下。

36

疟　　　疾

方一：水砂草一两。

用法：发作前三小时煎水服。

方二：艾蒿五钱至一两。

用法：发作前三小时煎水服。

哮　　　喘

方一：花椒粉二钱，杏仁二钱，古月二
　　　钱，柏子仁二钱，滚刀皮（即漆树
　　　破刀地方的皮）适量。

用法：将上药共研成细末，用蜂蜜做成豌
　　　豆大的丸子，每日二次，每次八
　　　粒，糖开水送服。

方二：夜鹰一个。

用法：夜鹰一个吃肉，骨头研粉黄酒冲
　　　服。

方三：前胡一两，金不换一斤，甲珠一

37

1949

新 中 国
地方中草药
文 献 研 究
(1949—1979年)

1979

两，九练子三钱。

用法： 浸酒服。

肺痈（肺脓疡）肺结核

方一： 鲜白芨四两，鲜小洋参六两，鲜蓖
麻根八两，黑黄豆一斤，冰 糖 四
两，白糖五两，白公鸭一只，大青
叶一两，笔杆草八钱，天冬二两，
脓血草二两。

用法： 先将蓖麻根煎水１０斤去渣，将白
公鸡吊死去毛、头、足，及内脏，
将鲜白芨，小洋参置于鸭腹内缝合
置于后蓖麻煎的水内，同其它几药
共煎，燉烂每日服三次，每次一小
杯。

方二： 白菜，豆腐，鱼腥草。

用法： 用鱼腥草煮白菜，豆腐吃。

方三： 薏米五钱，桃 仁 三 钱 ， 冬 瓜 子

38

五。钱，苇茎五钱。

用法：水煎服。

方四：公猪心肺一付，皂角刺适量。

用法：把皂角刺插在心肺上插满为止煮烂去刺连肺代汤分次服完。

肺　结　核

方药：胎盘。

用法：无传染病胎盘在瓦上焙干为末，黄酒冲服，每次五钱，一日二次。

39

1949

新　中　国
地 方 中 草 药
文　献　研　究
(1949—1979年)

1979

痢　　疾

方一：拦路虎（鹰爪草）根，每次八钱——
一两。

用法：煎水内服。

方二：萝卜叶一把，苦瓜一个。

用法：混合冲烂绞汁兑红白糖喝。

方三：翻白草，**路边黄**，救急草各 3 — 5
棵。

用法：上药煎水早晨空 腹 服 半 碗 至 一
碗。

方四：枣树嫩皮五钱马齿苋五钱。

用法：晒干研末，每日 三 次 ， 每 次 一
钱。

方五：鸭胆子二钱，元肉二两。

用法：将鸭胆子去壳用元肉包住，每服十
粒，温开水送下，主治 阿 米 巴 痢

40

疾。

腮 腺 炎

方一： 薄荷三钱，苦参三钱，胆草四钱，寻
子草（鱼腥草）五钱，石羔一
两。

用法： 煎水服。

方二： 板兰根五钱，银花一两，生石羔五
钱，青黛二钱（另包冲服）。

用法： 煎水服。

方三： 七叶一枝花根五钱，仙人掌一
两。

用法： 捣如泥敷患处。

方四： 皮硝三钱，鸡蛋清一个。

用法： 将上药敷患处。

41

1949

新 中 国
地 方 中 草 药
文 献 研 究
(1949—1979年)

1979

胃 痛

方一：羚羊草根六钱至一两。

用法：水煎服。

方二：羚羊草根，青木香各三钱。

用法：水煎服。

方三：煅牡蛎，鸟贼骨各二钱。

用法：碾末内服，一日二次。

方四：鸡蛋壳，红糖。

用法：将鸡蛋壳碾碎加糖内服。

方五：橘皮，木瓜，小茴，蕲艾，青木香
七星草各等分。

用法：煎水兑酒服，一日二次。

方六：八百捧籽二两，三教籽四两，樟树
籽四两，开口箭籽三两。

用法：共碾末温开水送下，每次二钱。

方七：青木香。

用法：切碎温开水送下。

42

方八： 青木香，川芎，细辛各一钱。

用法： 共碾末分二次温开水送下，

方九： 十里香根2—3钱。

用法： 嚼烂冷开水送下　忌：喝开水。

方十： 翻正七二钱。

用法： 嚼烂温水送下。

方十一： 乌金草，（苕叶细辛）地下茎二
　　　　　钱。

用　法： 碾粉温水送下。

腹　　　泻

方一： 独蒜，白糖。

用法： 将蒜捣烂加糖冷开水送下。

方二： 大枣一两，生姜五钱，大蒜五钱。

用法： 煎水兑红糖服。

腹　　　胀

方一： 大曲一两。

43

1949
新 中 国
地 方 中 草 药
文 献 研 究
(1949—1979年)
1979

用法：炒焦煎水服。

方二：破鼓皮，破烧箕各一两。

用法：二者烧成炭用黄酒冲服，分二次服

方三：大蒜，冬瓜皮，黑黄豆，茅根，拦路虎各一两。

用法：煎水服。

方四：姜留根（商陆地）二两，木香五钱，蝎子七五钱，大黄二钱。

用法：煎水服。

肠　　　炎

方药：翻白草一两。

用法：全草煎水服。

便　　　秘

方药：蜂糖，香油各一两。

用法：温开水送下。

44

黄胆型肝炎

方药：胆草，大茵陈，小茵陈，牛夕，臭椿树尖各二两。

用法：共碾细末，甜糟子发汗，每服五钱，每日二次。

尿　闭

方一：车前子适量。

用法：冲碎煎服。

方二：萹蓄草，红枣适量。

用法：煎水煮米汤服。

方三：蚕砂一两。

用法：熬水兑黄酒服（主治妇女小便不通）。

血　尿

方药：头发一团。

45

1949

新　中　国
地 方 中 草 药
文 献 研 究
(1949—1979年)

1979

用法：将头发烧灰存性为末，兑黄酒服。

面神经麻痹

方药：鳝鱼血。

用法：经针灸后将鳝鱼鲜血涂于患侧。

癫　　痫

方一：藜芦一两，菖卜一两，巴豆五钱，南星五分，射香一钱。

用法：共研末为丸如梧桐子大，每服一粒，每１５天一次。

 注：服此药必吐，吐后用米汤一碗吃下。

方二：灵仙（童便炒）二两，石蒜一两，青藤一两。

用法：煎服每日一剂，服二道，每次一碗，饭前服。

注:1，据年龄性别病情不同药物有所加减。

 ①个月至五岁各药均为二钱 用 黄 酒

煎。

②六岁至十岁各药均为三钱，加石菖卜一钱。③十一岁至十五岁各药均为五钱加粉葛一两醋为引。④十六岁至二十五岁服成人量加生石羔一两，生地榆一两，童便灵仙生用。⑤小儿胃火旺盛春、秋、冬加地榆（盐炒）三钱。⑥小儿有蛔虫者加川楝，雄黄各一钱，⑦妇女加法半夏五钱，艾叶三钱，石菖蒲五钱，灯芯为引。⑧孕妇加益母草八钱，地榆（酒炒）一两。⑨老人（五十岁以上）加半夏（黄酒浸十四小时）八钱，天冬八钱，五味三钱。⑩老人火盛加藕叶汁半茶盅。⑪老人寒盛者加南星八钱。

2：四季气候不同的加减：

春季用酸菜水浸石蒜加生贯众一

47

1949

新 中 国
地 方 中 草 药
文 献 研 究
(1949—1979年)

1979

两，夏季加醋一两，生石羔一两，长夏加大黄一两，薄荷三钱，秋季加地黄八钱，枳实八钱，冬季加附片三钱。

服后吐涎痰，每周服一剂，服药期间用红糯谷米三斤放在童便内泡三天，每天煮一两吃，睡前服，连服一月。

方三：射香注射液。

用法：注射风池，神门，足三里，每穴位注射二毫升。

瘫　　痪

方一：翻白草六两，三百棒一两，金骨棒一两，金锁银开二两，共二付。

用法：一付泡酒，一付煎服。

方二：射香注射液 8 毫升。

用法：在五里，环跳，风市，足三里各注

48

射二毫升，每日一次，每周二次连
续注射二天。

癫　　病

方药： 射香注射液。

用法： 将上药注射在神门穴（双侧）各二
毫升

半 身 不 遂

方药： 白指甲花，灵仙，川椒，生姜各二两。

用法： 泡酒服。

中 风 不 语

方药： 元寸，雄黄二分，菜油一两，鸡寇
花五钱。

用法： 先服元寸二分，再服雄黄，菜油，
鸡寇花。

49

1949

新 中 国
地方中草药
文 献 研 究
(1949—1979年)

1979

风湿性关节炎

方一： 大通筋草四两，伸筋草四两，分筋草四两赤芍四两。

用法： 共碾为末，黄酒冲服。

方二： 马鞭稍根二两，土牛夕一两，桂枝五钱，麻黄二钱。

用法： 煎水服。

方三： 老虎爪子（五爪龙）半斤。

用法： 用水煎全草熏患处。

方四： 灵仙一两，狼牙草三钱，马鞭稍五钱，追风箭五钱，伸筋草三钱。八角风五钱。

用法： 水煎服，每天一剂，每剂煎二次。

方五： 黄酒糟，老龙须，苍术，苍耳，大葱各四两，

用法： 冲碎炒热敷患处。

方六： 桐树叶三张。

50

用法：烤热后贴于患处。

方七：乌稍蛇一两，川花椒五钱，生姜五
钱。

用法：煎水服。

1949

新 中 国
地 方 中 草 药
文 献 研 究
(1949—1979年)

1979

四、外 科

疖

方一： 大葱三根，蜂糖少许，猪 苦 胆 一
个。

用法： 将上药捣烂，外敷患处。

方二： 磨芋一个，桐油适量。

用法： 将磨芋挖一小孔，灌桐油，放火中
烧成半熟，捣烂敷患处。

方三： 蓖麻根适量。

用法： 捣烂敷患处，每日换一次 ， 连 敷
二、三次可愈。

方四： 取韭菜地蚯蚓三十条，红糖四两。

用法： 蚯蚓放红糖内，化成水抹患处。

方五： 红花，黄花苗，红粉各适量。

52

用法：将三药混合捣烂敷患处。

方六：七叶一枝花，竹根七，过山龙，川乌，草乌，南星，半夏，狼毒各适量，称为"八虎群羊散"。

用法：将上药研为细末，用鸡蛋清调成糊状敷患处。

肿　脓

方药：鲜小蓟草（小山槐、铁骨草）二两，豌豆丐一两，鸡蛋清一至二个。

用法：将小蓟草捣烂，去筋，与豌豆丐、鸡蛋清调匀敷处。

痈

方一：苦真菜适量。

用法：捣烂取汁兑酒服，渣敷患处（治对口疮）。

1949

新 中 国
地 方 中 草 药
文 献 研 究
(1949—1979年)

1979

方二：独钻刚，大刺角芽根，扶楝树根，
刺包头根，洋霍姜根等适量。

用法：与酒糟共捣烂敷患处。

方三：黄腊三钱，猪油一两，麻油一两，
桐油二钱，藤黄三钱，冰片二钱，

用法：将黄腊，猪油麻油，桐油熬化，加
上冰片，藤黄搅匀外敷患处。

方四：山大黄适量。

用法：捣烂外敷。

方五：拦路虎，五爪龙适量。

用法：捣烂外敷。

方六：雄黄，陀僧，硃砂各等份。

用法：将上药研细末加香油调成膏敷患
处。

方七：狼毒五钱，仙人掌一两。

用法：将二药捣烂外敷。

方八：流水藤根适量。

用法：将鲜根洗净捣成糊状，兑酒糟敷患

54

处，隔日一次。

方九：苦楝树根皮，冰片少许，地骨皮一
两。

用法：将苦楝树根粗皮去掉，将其晒干研
末，加冰片备用，用时，先用地骨
皮煎水，去渣取汁洗伤口，然后撒
上药粉。

方十：川乌五钱，草乌六钱，半夏一钱，
狼毒一两，野大黄三两。

用法：上药与酒糟共捣烂外敷。

方十一：甘草二两，甘遂二两，吊灰二两。

用　法：将上三种烧成灰调香油外擦。

乳　痛

方一：老丝瓜瓢子，黄瓜六子壳三个。

用法：加酒糟一起煎水内服。

方二：乌梅子叶，黄瓜叶，红茶叶。

用法：捣烂敷患处。

55

1949

新 中 国
地 方 中 草 药
文 献 研 究
(1949—1979年)

1979

淋 巴 腺 炎

方一：一支箭（鲜者）三钱。

用法：研细内服，早晚各一次。

方二：木别子三个研末，鸡蛋一个。

用法：将鸡蛋打一洞，把木别子放入内，用杆搅匀，煨熟服。

蜂 窝 织 炎

方一：蚂蚱一斤，红糖半斤。

用法：捣烂敷患处。

方二：蟾蜍，蒜瓣，白矾。

用法：将蒜瓣，白矾塞蟾蜍口中，捣烂外敷。

方三：马齿苋，五爪龙叶。

用法：捣烂敷患处。

方四：雄黄，银珠。

用法：搅拌贴患处。

56

方五：金钱草，白见督子草，九莲灯，滑
　　　石草（均用鲜草）。

用法：捣烂敷患处。

方六：龟壳，五贝花，头发。

用法：将上药放在桐油中炸，研 末 加 白
　　　醋，冰片外敷。

乳 腺 炎

方一：七叶一枝花根一个，米醋半两。

用法：将上药加醋研成糊状，敷患处。

方二：路边黄一至三株。

用法：将鲜草洗净，捣烂捏成小丸塞于患
　　　乳对侧的鼻孔内。

方三：升子一个（量米用的量具）。

用法：将升子放于水内煮开，甩干水分，
　　　乘热罩在患乳上，周围垫东西，以
　　　免烫伤。

方四：螃蟹一个。

87

1949

新 中 国
地 方 中 草 药
文 献 研 究
(1949—1979年)

1979

用法：将螃蟹烤黄研末，冲黄酒服。

方五：小阆头花。

用法：将小阆头花揉后，塞鼻中。

方六：二花，槐树皮，玉盏花，银柴胡，曲子草，半夏。

用法：将二花，槐树皮煎水洗，再用玉盏花，银柴胡，曲子草，半夏捣烂敷患处一日一次。

方七：通草，毛草根，泽兰，马龙草（对节草）适量。

用法：水煎服。

方八：生半夏一粒，米饭少许。

用法：生半夏捣烂（法半夏无效）与米饭捏成丸，塞在鼻孔中，右侧乳腺炎塞左侧鼻孔，左侧乳腺炎塞右侧鼻孔。塞药后睡觉。

58

疝

方一： 野红薯（何首乌）不拘多少。

用法： 上药晒干研成末，用黄酒冲服，每天二次，每次一盅。

方二： 何首乌二两，天荞一两。

用法： 煎水兑黄酒服发汗。

方三： 杉树嫩球（五月上旬采）。

用法： 煎水服，一日二次，每次半碗。

方四： 蜈蚣一条，全虫两个，土狗七个。

用法： 将鸡蛋打洞去蛋黄，加入上药，在火里烧存性，用玉米半斤，大红枣一两同煮服。

方五： 隔山消四两（小儿减半）。

用法： 将药研成面，用黄酒冲服。

胆总管结石

方药： 翻针七一两，五斤糯米甜酒。

1949
新 中 国
地方中草药
文 献 研 究
(1949—1979年)
1979

用法：将翻针七放入甜酒内泡一周，每日早晚煮甜酒一碗服下。

胆 道 蛔 虫

方药：甘草二两，官粉一两，蜂糖四两。

用法：将甘草加适量水煎汁，取汁半碗再加官粉，蜂糖，分三次服完，每隔四小时服一次。

肠 梗 阻

方药：花椒四两，香油六两。

用法：用油炸花椒至枯黄色，去花椒将油分三次服。

破 伤 风

方一：射香注射液二十毫升，加适量普鲁卡因。

用法：取颊车，风池，大椎，至阳，长强，

60

命门，曲池，环跳，风市，足三里等穴，轮流注射每穴二毫升，每日一次。

附：射香注射液的制作法：

取射香五分，加蒸馏流水或冷开水一千毫升，加热溶解，过滤后，高压蒸汽或煮沸消毒。

用法：作穴位注射，每个穴位二毫升，慢性病每周一次，急性病每日一次。小儿酌情减量。

方二：槐叶，蒜叶各二两。

用法：捣碎，炒黄，敷在脐上。

方三：艾叶，鸡蛋，香油。

用法：艾叶调鸡蛋后，用香油煎成饼，敷脐上，至胸背出汗。

下 肢 溃 疡

方药：将陈旧胶鞋底烤焦。

61

1949
新 中 国
地方中草药
文 献 研 究
(1949—1979年)
1979

用法：研细用棉油调涂患处。

慢性骨髓炎

方药：全蜈蚣十条，焙枯，研为末，分成七包，每天一包，炒鸡蛋吃，前三天分泌物明显增多，以后肉芽组织生长良好。亦可外敷伤口。

狐　臭

方药：①巴豆一粒，胆凡一钱，射香二分，活田螺一个。
②枯凡一两，蛤粉五钱（蚌蛤粉），樟脑二钱。

用法：前三味药与后三味药分别研末，将前三味药塞入田螺内十二小时化成水，取水擦液下。十五分钟后液部发热，再将后三味药粉撒在液窝。

62

颈淋巴结核

方一： 老鼠疮草一两，将根洗净，捣细加水一碗，煎至半碗，水红色，去渣，打二个荷包蛋，每日三次，汤蛋全服。

方二： 陈石灰四两，冬葵子五钱，夏枯草一两。

用法： 石灰用桐油调涂在纸上，贴患处。冬葵子，夏枯草煮豆腐吃。

方三： 土布袋蛇一条，桐油二斤。

用法： 将桐油装土罐内，将蛇放入油内，完全浸没蛇体，封口埋入地下三个月，蛇体化完为度，用浸油涂患处。

方四： 千里光（光明草），蛇蜕皮一条，射香少许。

用法： 千里光熬膏，蛇蜕皮研末，将淋巴结捏起，用三棱针刺破出血，将蛇

63

1949

新 中 国
地 方 中 草 药
文 献 研 究
(1949—1979年)

1979

蜕皮粉及射香放在膏药上，贴患处。

方五： 夏枯草一两，冬葵子五钱，甘草三钱。

用法： 煎水服。

方六： 蜂糖，葱白，猫子头。

用法： 将猫头烧成炭，共捣烂，外敷患处。

方七： 元寸，耳屎。

用法： 将上药摊于膏药上贴患处。

方一： 马钱子二粒，巴豆二粒，浮小麦七粒，黑黄豆五粒，鹁鸽屎一粒，公老鼠屎七粒。

用法： 先将马钱子置于新瓦上用炭火焙黄去毛，巴豆去壳用草纸包好锤出油，黑黄豆去壳后同其余的药共研细末，用凉水调匀，捏成上粗下细的药锭按男左女右临睡前塞于鼻孔内，（过夜无效），发汗后拔去药

64

锭。体强者２０天用药一次，体弱
者一月用药一次。

脱　　肛

方一： 五倍子三钱，牡蛎三钱，龙骨三钱。

用法： 将五倍子焙黄，再加牡蛎、龙骨加
热研为末，将药末撒在油纸上，用
油纸托肛门将药送上。

方二： 小蜘蛛七个。

用法： 蜘蛛连网一起烧灰，调菜油涂肛门。

五、肿瘤科

食　道　癌

方一： 千年老鼠屎二两。

用法： 将上药洗净捣烂内服，每日三次，
每次一钱。

1949
新中国
地方中草药
文献研究
(1949—1979年)
1979

方二：旧罗底一个，猪蹄壳一个，藕节七个。

用法：将旧罗底、猪蹄壳烧成灰，藕节磨成面，混合，分三次内服。

方三：子午虫七至九个，甜糟子适量。

用法：研细，一次服下发汗。

方四：老菅草半斤，烧酒三斤。

用法：将上药泡酒，每天二次，每次服一两。

方五：活壁虎十个，烧酒一斤。

用法：酒泡壁虎七天。每天三、四次，每次喝三、四口（不超过半两）喝酒的人可以多喝点。（壁虎尾巴断了效果不好。）

宫 颈 癌

方一：良姜二两，大黄精一两，土茯苓二两，铁扫帚一两，黄连八钱，生地二两，青铜藤根皮一两，槐树皮二两，散血七一两，冰片八钱，月月

66

红根，玉钻花各适量。

用法：熬膏作丸塞于阴道宫颈处。

方二：白辛，胆草，丹皮，野红花，丹参，大蓟，大血吉，小血吉，老龙须各三钱至一两。

用法：切细水煎服。

乳　腺　癌

方药 生南星一两，生半夏一两，草乌五钱，生川乌一两，细辛五钱。

用法：捣烂，兑酒贴于患部。

恶　性　肿　瘤

方药：花杆南星，干品一两。

用法：水煎服。

注：此药有毒至少要煎三小时。

67

1949

新 中 国
地 方 中 草 药
文 献 研 究
(1949—1979年)

1979

六、妇 产 科

闭 经 痛 经

方一： 血灵二至三钱

用法： 用甜酒将血灵煮开，乘热一次服完，盖被发汗。

方二： 破血豆五钱，十大用五钱，红丹参一两，防风三钱，血竭二钱，鸡血藤二钱，珠砂莲三钱，柴胡五钱，寻骨风二钱。

用法： 水煎服，或加黄酒兑服，轻者三剂，重者六剂。

方三： 托本（五味子根）四钱，大血吉三钱，风仙草，桃仁各三钱，月月红，红花，女儿红根各三钱，对月草四钱活血丹三钱。

68

用法：水煎服。

方四：丹参一两，红糖一两。

用法：水煎服。

方五：红白二元五粒，童便半碗黄酒一
杯。

用法：将红白一元研细用黄酒煎好，加童
便一次服完。

方六：破血丹根四钱。

用法：水煎服。

注：①月经提前用泽兰，节巴草根，追
沟龙尖根，煎水兑黄酒服。

②月经退后，除上药外，加红花。

月 经 不 调

方一：天荞根五钱，泽兰三钱，丹参七
钱，赤芍四钱，对月草五钱，勾藤
根五钱，益母草三钱，益母膏四
钱。

69

1949

新 中 国
地 方 中 草 药
文 献 研 究
(1949—1979年)

1979

用法：水煎服，一日二次，每次半碗。

方二：益母草五钱，对叶草（大节巴草）三钱，五味子根五钱月月红三钱，白鸡冠花三钱，红菊花三钱，白菊花二钱，黄菊花三钱，细辛一钱，竹砂莲四钱，七里香四钱，碗子叉三钱。

用法：水煎服。

方三：土黄芪四钱，小血吉三钱，艾叶二钱，土黄芩四钱，益母草三钱，对月草一钱，红丝毛三钱，土黄柏四钱，大蓟四钱。

用法：水煎服，注：①血寒加白术三钱，苍术三钱，艾叶一钱，大枣为引。②治疗月经不调经久不孕。

方四：益母草三钱，对月草四钱，川芎三钱，陈皮三钱，托本（五味子根）三钱，女儿红根三钱，土黄芩四

70

钱，地骨皮三钱。

用法： 水煎服，注：左腰痛加汗三七三钱，马三七四钱。

方五： 益母草四钱，牛夕四钱，茜草三钱，泽兰三钱，当归三钱，红花三钱，八月榨根五钱，对月草三钱，川芎三钱。

用法： 水煎服，或冲黄酒红糖服。

方六： 五味子根半斤。

用法： 将上药煮鲜猪肉吃。

子宫脱垂

方一： 石榴皮三两，五倍子一两。

用法： 煎水熏洗，每晚一次。

注：㈠体虚加服补中益汤。

②重者加只壳八钱。

方二： 党参六钱，灭甘草三钱，灭黄芪一两，升麻三钱，柴胡三钱，归身六钱，

71

1949

新　中　国
地方中草药
文　献　研　究
(1949—1979年)

1979

白术四钱，陈皮三钱，鹿胶五钱。

用法：水煎服。

方三：蓖麻子适量

用法：捣烂敷百会固定。

注：此方可用于脱肛，胎衣不
下，鼻衄。敷涌泉。

阴道滴虫病

方一：蛇床子五钱，明矾二钱，苦参四
钱，明雄一钱，花椒一钱。

用法：上药用布包好，煎水熏洗外阴，
每晚一次或早晚各一次。

方二：大蒜二两，开水一斤

用法：将大蒜捣烂，用开水泡２４小时，
过滤去渣，一日数次涂患处。

外阴炎（阴肿）

方药：鲜马齿苋适量。

72

用法： 捣烂外敷。

腹　　痛

方一： 山薷香二钱，马蹄香二钱，茴香二钱，大香四钱，木瓜五钱，陈皮三钱，松皮四钱，五味一钱，藕节二钱，土大黄二钱，预知子二钱。

用法： 水煎温服。

方二： 米灵半斤，香附四两

用法： 将上药研细，黄酒冲服，每次一两此方治产后腹痛。

不　孕　症

方药： 红白元五钱，小泽兰一两，月月红根一两，牡丹皮根三钱，黑龙须三钱，七里香一钱，当归三钱。

用法： 水煎服。

73

1949

新 中 国
地 方 中 草 药
文 献 研 究
(1949—1979年)

1979

红 崩 白 带

方一：荠归四钱，沙参四钱，夏 枯 草 四
钱，茵陈四钱，益母三钱，女贞子
三钱，

用法：水煎服。

方二：红和尚头一两，地骨皮四钱，羊不
吃五钱，地榆一两，大戟五钱，石
白菜五钱，石苇四钱。

用法：水煎服（治崩病）。

方三：芭树根一两，白藓皮一两。

用法：黄酒，加红糖煎服发汗。

方四：五加皮三钱，红花一钱 ，兰 草 三
钱，茜草（四轮草）三钱，杜仲四
钱，川芎三钱，当归三钱，甘草三
钱，桃仁一钱，杏仁一钱。

用法：水煎服 。每天二次，每次半碗。

方五：生豆浆沫半碗，棉子一两。

74

用法：将棉子炒焦研细加豆浆沫拌匀，口
　　　服。

方六：白胡椒三分，硫磺三分，鸡蛋一个

用法：将上药研细，加入鸡蛋内烧熟一日
　　　一次，每次一个。

方七：野白菊四钱，金凤花三钱，通草二
　　　钱，土牛夕三钱，藕节三钱，土大
　　　黄根四钱，樗皮四钱，白鸡冠花三
　　　钱。

用法：水煎服，红糖酒为引。
　　　注：手脚心发烧加地骨皮。

方八：红白二元一两。

用法：洗净晒干研细，开水冲服，每日三
　　　次。

方九：八月榨根藤半斤，泡桐树根皮半
　　　斤，肥猪肉半斤。

用法：将上药切碎，同猪肉一起炖烂为
　　　度，每日早晚一次，吃肉喝汤，一

75

1949

新 中 国
地 方 中 草 药
文 献 研 究
(1949—1979年)

1979

剂二日服完。

方十：红春树铃二斤，向日葵杆心二两，
　　　红糖一斤。

用法：上药研细兑黄酒，红糖服，每日服
　　　三次，每次服一两。

方十一：荆芥炭一两，枯矾一钱，炒蒲黄
　　　　三钱，童便一盅。

用　法：煎水取液兑童便服。

难　　产

方一：柞刺尖八个，甘草一钱。

用法：水煎服。

方二：大麻子仁七个，白果仁一个。

用法：将上药捣烂敷脚底。

方三：白指甲花二两。

用法：水煎兑黄酒服。

方四：大麻子五十粒去壳。

用法：上药捣烂若胎儿头在下，贴孕妇双

76

足心，若胎儿横位，贴孕妇百会穴，胎儿一动，急去此药。胎衣不下，贴产妇双足心，如下，急去此药。

催　　乳

方一： 大活血丹，沙参各四两，鸡子一只。

用法： 上药捣烂放入鸡肚子内煮熟。一日三次，吃鸡喝水，分次服完。

功能性子宫出血

方药： 头发一把烧成灰，锅末烟，自身血块适量，放在瓦上焙干。

用法： ①上药研细，黄酒冲服。
②用烟叶拌湿炒热敷于脐部。

77

1949

新　中　国
地 方 中 草 药
文 献 研 究
(1949—1979年)

1979

产 后 出 血

方一： 石苇四两（加药）。

用法： 煎水一碗，黄酒为引内服。

方二： ①红丝毛一两。

用法： 煎水兑黄酒服，发汗。

②三栗子包，红丝毛适量。

用法： 煎水兑黄酒服。

78

七、计划生育

避 孕

方一： 神曲，山渣，麦芽各三钱。

用法： 水煎服，一天服完，月经来时服。
服一次可管半年。

方二： 油菜子一把酒曲一两。

用法： ①将菜子炒黄。
②将二药研细，在月经来的第三天
用黄酒冲服。

方三： 酢将草二斤，红糖壹两。

用法： 将上药拧汁，在月经来的前五天
服，每次服四两。

绝 育

方一： 毛蜡台根一两，酒曲一个，油菜子

79

1949

新 中 国
地方中草药
文 献 研 究
(1949—1979年)

1979

一两。

用法： 研来，米酒加红糖，在月经期第二
天服，每次二钱，一天一次。

方二： 毛蜡台根四两。

用法： 将上药晒干，研细，分七天，在月
经来的第三天用黄酒冲服。

方三： 碑花（岩石上长的苔藓）三至五
钱，米酒一碗。

用法： 上药加米酒煮熟，产后或经期吃一
次即可绝育。

方四： 毛蜡苔根二两，地红四钱，大散
血草二钱，酒曲子小的一个，油菜
子二钱。

用法： 在生育后三天加糖用米酒送服。
用量三至四钱，药量以晒干后为
准，服后发汗。

80

八、小儿科

百 日 咳

方一： 鲜桑树根皮一斤，牛子三两，荆芥三两，鲜茅草根一斤，射干四两，百部半斤，白芥子四两，亭力子二两，甘草一两，杏仁半斤，胡麻四两，核桃仁半斤（研细），蜂糖半斤。

用法： 用开水十五斤，先放桑皮，茅草根，煎二十分钟，再下芥子，亭力子，杏仁，牛子。煎十分钟再下百部，甘草，射干。煎八分钟，再下胡麻，荆芥。煎至八斤为度。去药渣过滤把净药水烧开，将蜂糖，核桃仁放下拌匀，装入瓶内，每日

1949
新 中 国
地 方 中 草 药
文 献 研 究
(1949—1979年)
1979

早、中、晚各服二两。

注：服此药时，须烫热，切勿冷服，轻则连服三天，重则服五至七天。

方二：槐树皮，桑树皮，蜂糖，胡椒，蕲艾，红柴胡。

用法：槐皮，桑皮均用中层皮，晒干研成粉，用油酥加蜂糖，胡椒，再与蕲艾，柴胡煎汤服，一天二次。

方三：大蒜，糖浆各一两。

用法：大蒜捣细取汁，加糖浆即成大蒜糖浆，内服分三至五次服完，每日一次。

方四：猪胆或鸡胆一个，白糖适量。

用法：每次取胆汁一匙，加白糖开水送服，一天二次，连服三天。

麻　疹

方一：芫荽。

82

用法：煎水薰腹胸部。

方二：蛇丝草。

用法：煎水内服外洗。

小 儿 肺 炎

方药：桔梗一两，鱼腥草五钱。

用法：水煎服，一日三次。

小 儿 破 伤 风

方药：独大蒜一个，陈艾叶一把。

用法：大蒜切薄片，艾叶揉绒，把大蒜片置肚脐上，在其上用艾柱灸，每灸一壮，换一片蒜片。

小 儿 脱 肛

方药：旱虻牛（旱螺）二个，冰片少许，大麻子三个。

用法：旱螺捣烂，加少许冰片，涂肛门。

83

1949

新 中 国
地方中草药
文 献 研 究
(1949—1979年)

1979

大麻子捣烂贴百会穴。

高烧惊厥（小儿惊风）

方一： 紫荆藤，槐豆，柴胡，垂杨柳各适量。

用法： 先将槐豆炒黄，再同上药一起煎水服。

方二： 韭菜地里的白头蚯蚓。

用法： 煎水服。

方三： 天葵（千年老鼠屎）五分至一钱。

用法： 捣碎，水送服。

小 儿 疳 积

方一： 老虎爪子煎水外洗。

方二： 路边黄五兜，田皂角五兜，公猪肚子二付。

用法： 将上药洗净取两剂，首剂用路边黄二兜，田皂角四兜，再加猪肚子一

84

个，切细，炖熟，将药渣取出，内
服。第二剂用路边黄三蔸，田皂角
一蔸，猪肚子一个，炖熟，去药渣
内服。

方三： 石米一两，石龙一两，莲米二两，
木贼三两，麦冬四钱，花粉四钱，
使君子四钱，玉竹一两，红曲四
钱。

用法： 研粉，拌糖吃。

小 儿 腹 泻

方一： 酸石榴皮三钱，酸黄瓜草（炸酱
草）三钱。

用法： 煎水服（小儿服药时可以加糖）。

方二： 鸭舌头草一把，丝瓜一个，红糖适
量。

用法： 将鸭舌头草捣烂取汁，将丝瓜用树
叶包好，放在火中烧之半熟，绞

85

1949

新　中　国
地方中草药
文　献　研　究
(1949—1979年)

1979

汁，将上二汁加红糖共煎水服。

小儿消化不良

方一：青盐一撮，小米半碗。

用法：将上药炒熟，煎米汤服。

方二：天葵（千年老鼠屎）二两。

用法：洗净研细内服，每次服五分至一
钱，一天三次。

　注：量据年龄酌情增减。

方三：茜草嫩尖一把。

用法：揉烂，擦患儿双足掌。

吐　　乳

方药：水竹茹，藿香叶。

用法：水煎服。

白　　喉

方一：乌附六钱，吴子四钱，干姜五

86

钱。

用法： 研细末用鸡蛋清调贴足心。

方二： 鲜牛膝一把。

用法： 捣烂用汁加白糖服。

87

1949

新 中 国
地 方 中 草 药
文 献 研 究
(1949—1979年)

1979

九、五官科

牙 痛

方一：铁棒槌。

用法：上药取玉米大一粒，包在纱布内捣烂，置患牙上咬紧，注意 不 要 吞下，流的口水要吐掉。

方二：鬼柳树根尖子，鸡蛋一个，香油一小盅。

用法：将鬼柳树根煎水一碗，把鸡蛋打成蛋花，加白糖一把，放入香油，内服。

方三：马齿苋杆子适量，冰糖少许。

用法：将马齿苋杆子烧成灰加冰 糖 敷 患处。

方四：老虎爪根二分。

88

用法： 上药洗净塞牙痛处。

方五： 威灵仙一钱，老虎爪子一钱。

用法： 上药用湿纸包好，置于火中烧半生半熟研细，放在牙患处，十分钟换一次。

牙　龈　炎

方药： 莲花辨六个，冰糖（或白糖）三两。

用法： 采将要开放的莲花晒干，用冰糖煎水服。

走　马　疳

方药： 大红枣七个，人信一钱。

用法： 去枣核，将人信分别包入枣内，置于瓦上焙干，研细敷患处。

1949

新 中 国
地 方 中 草 药
文 献 研 究
(1949—1979年)

1979

急性中耳炎

方一：人牙齿一个，元寸适量。

用法：①将患耳洗净。

②把牙齿用麻油酥研细与 元 寸 混合，吹入耳内，一日一次。

方二：韭菜根适量。

用法：将上药冲茸拧汁滴耳。

方三：虎耳草适量。

用法：捣烂拧汁滴耳。

方四：虎耳草一钱，葱白五钱 ， 上 片 一分。

用法：捣烂拧水加上片滴耳内。

慢性中耳炎

方药：冰片一分，枯丸一钱，元寸一分。

用法：以香油调匀，每日二次，每次滴入耳内 0．5毫升。

90

耳鸣、耳聋

方药：班蝥三个，巴豆一粒，元寸适量，
大麻子一粒。

用法：将上药捣烂包于药棉内，塞入患
耳，每天换一次。

鼻 衄

方一：生地四两，扁柏叶一两，煅石膏一
两。

用法：上药混合捣碎取水加白糖内服。

方二：头发一团。

用法：把头发用香皂洗干净烧炭吹鼻内。

鼻 炎

方药：杭菊三钱，麦麸半斤。

用法：上药捣细用香油炒，乘热敷鼻
部。

91

1949

新 中 国
地方中草药
文 献 研 究
(1949—1979年)

1979

急性扁桃体炎

方药： 天荞根四钱，天竹黄五钱，竹根七
四钱。

用法： 水煎服。

92

十、皮 肤 科

过敏性皮炎

方药：扁柏，槐树皮，黄花草，毛和尚头，松树针各适量。

用法：熬水熏洗，出汗为度。

荨 麻 疹

方一：野辣子适量。

用法：熬水熏洗和内服。

方二：鲜丝瓜叶一把。

用法：将上药放于患处擦抹。

方三：苜蓿草一两。

用法：洗净水煎服一日三次（每付只煎一次）。

1949

新 中 国
地 方 中 草 药
文 献 研 究
(1949—1979年)

1979

神经性炎皮

方药：红粉，轻粉，班蝥，红娘各三钱，水银一钱，樟脑或冰片适量。

用法：研细调士凡林外涂患处。

头癣（癞痢头）

方一：黄色炸药少许，凡士林。

用法：头剃光，把凡士林涂在头上，再将少许黄色炸药涂于凡士林上。

注：涂药后有剧痛，一小时后逐渐消失。

方二：苦桃树皮。

用法：用上药浸水熬膏，洗净头皮后涂膏。

方三：千脚虫三条，菜油四两。

用法：将上药放入菜油内泡七至十天，外涂患处。

94

皮　癣

方一： 银珠三钱，广丹一钱，枯凡一钱，
凡士林五钱，

用法： 将上药研细，用凡士林调匀擦患
处。

方二： 紫脑砂一块。

用法： 上药以口水润湿，在局部涂擦。

方三： 雄黄二钱，枯凡一钱，

用法： 将上药研粉用香油调匀外涂。

方四： 鲜丝瓜叶一把。

用法： 每天早上用上药一把在患处磨擦数
次。

中草医药经验介绍 1

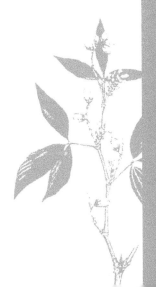

提　要

驻湖北中医学院工宣队编。

1970 年 3 月出版。共 5 页，其中正文 4 页，编后语 1 页。药物黑白绘图 1 幅。纸质封面，平装本。

本书记载了中药牛奶浆草及其治疗血吸虫病的临床疗效。本书详细介绍了中药牛奶浆草，包括别名、产地、科属形态、药用部分、性味、功用、采集季节、制作过程、服法及反应、禁忌及临床疗效。其后记载湖南湘阴洞庭围公社用牛奶浆草治疗血吸虫病，并获良好效果的案例 2 例。书后附有牛奶浆草的手绘黑白图。

中草医药经验介绍

1

驻湖北中医学院工宣队

一九七〇年三月十六日

牛奶糨草治疗血吸虫病經驗介紹

牛　奶　浆　草

别　　名： 铁筷子、通大海、搜山虎、水杨柳、见气消（巴东）；生死还阳、九牛造（恩施）；柳州七、米参（利川）；铁凉伞、鬼打伞（湖南湘阴）。

产　　地： 生于田坎、堤坡、山坡草丛中。据了解我省恩施、鹤峰、巴东、利川、兴山、宜昌、长阳等地都有生长。

科属形态： 为大戟科大戟属多年生草本。茎顶有五叶，排成车轮状，上面开有五枚绿黄色花。果实扁球形，种子平滑。单叶互生，呈长椭圆形，基部较窄。茎从根部抽出，圆柱形，高约 1——2 尺，直生，绿色，有的幼苗略带红色。断其茎叶，有牛奶状乳白色液汁流出。根为圆锥状，有支根。

药用部分： 根。以二年以上表皮黑色老根疗效最好；黄根次之；白根无效。

性　　味： 微苦、涩。

1949

新 中 国
地 方 中 草 药
文 献 研 究
(1949—1979年)

1979

功　　用：治血吸虫病（早、中、晚期）。

采集季节：冬、春二季。

制作过程：将鲜牛奶浆草根洗净，放清水中浸泡一小时左右，取出用篾片或瓷碗片刮去黑色表皮，取中层皮，不要内心。晒干研末（雨天可用小火烤干，烤成焦黄则无效），密封备用，勿受潮，不宜久贮。

服法及反应：每日一次，每次一钱至一钱五分，早晨空腹，用白糖温开水冲服，一般服5至7次，大便不泻则停药。

药物用量可根据病情、体质、年龄，酌情增减或隔日服用。

服药后有轻微恶心、呕吐或头昏，继而腹痛后腹泻2、3次，呈南瓜瓤样稀便。

禁　　忌：

1. 服药期间，禁食鹅肉、牛肉、鲤鱼、公鸡等发物。禁房事。

2. 孕妇及吐血病人禁服。

3. 一般血吸虫病人服药后，禁盐10至15天。腹水病人禁盐100天。禁盐期满，先吃2、3斤"特制盐"，再吃一般食盐。

特制盐：**一般食盐用童尿炒一次，摊凉，用童尿再炒，如此七次即成。**

4．夏季不宜服用。

临床疗效：湖南湘阴洞庭围公社的"赤脚医生"和血防工作人员，高举毛泽东思想伟大红旗，发扬敢想敢干和自力更生的 ▨▨ 精神，用牛奶浆草土方法，先后治疗20例血吸虫病人，均获良好效果。

1．病人黄福荣，男，47岁，贫农。服牛奶浆草前，面黄肌瘦，上腹胀满，食欲不振，脾肿大，肝硬化，中度腹水，下肢浮肿，大便次数多。58年及服药前，大便沉淀检查均发现血吸虫卵。1970年2月27日，服牛奶浆草7次后，面色转红，腹水消失，肝变软，脾大消失，大便正常。大便三次沉淀检查均未发现血吸虫卵。

2．病人谭世华，男，26岁。1970年元月大便沉淀检查有血吸虫卵。服西药846，反应很大，神经错乱达一月之久。经服牛奶浆草5次后，大便三次沉淀检查均未发现血吸虫卵，精神恢复正常，现已参加劳动。

根据《鄂西草药名录》介绍，本品全草可治打伤；根可治腹水、全身水肿、胸膜积水。湖南湘阴亦用于治狂犬病、癣症。

1949

新 中 国
地 方 中 草 药
文 献 研 究
(1949—1979年)

1979

編 后 語

为了让中草药更有效地为广大工农兵防病治病服务，我们组成了一个由工宣队领导的有□□师生参加的三结合调查小组，前往湖南湘阴洞庭围公社洞庭湖大队实地学习了"牛奶浆草"治疗血吸虫病的有效经验。在武汉植物园协助下，整理了这份经验介绍，供各地推广试用。并请将临床使用情况，即时告诉我们，以便作进一步研究、整理、提高。今后，本刊将不定期交流中草医药经验。希望广大群众、"赤脚医生"和□□医务人员大力支持，并将你们有关中草医药防治疾病经验告诉我们，以便介绍推广。

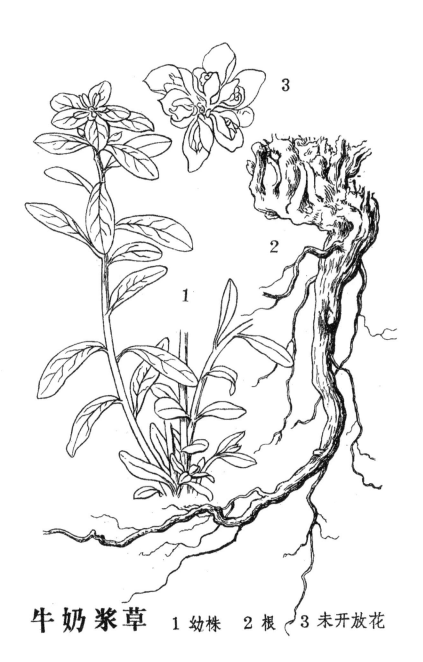

牛奶浆草 1 幼株　2 根　3 未开放花

中草医药经验介绍2

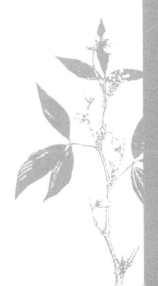

提　要

驻湖北中医学院工宣队编。

1970 年 5 月出版。共 5 页。纸质封面，平装本。

　　编者通过调查研究乳腺炎方面的进展、总结经验，编写了这本《中草医药经验介绍 2》。

　　本书收录两篇文章。第 1 篇文章是《挑痔治疗乳腺炎》，首先介绍寻找痔点及操作方法，包括痔点的部位、痔点的特征、寻找方法、操作方法；然后介绍挑痔治疗乳腺炎的适应证、注意事项、临床疗效；最后为病例举例。第 2 篇文章是《生半夏治疗初期乳腺炎》，介绍了方药、用法、主治、临床疗效等内容。文章后附有半夏的介绍，包括别名、产地、科属、形态、药用部分等内容，并附手绘彩图 1 幅，图旁注有不同部位的名称。

中草医药经验介绍

2

驻湖北中医学院工宣队

一九七〇年五月

挑痔治疗乳腺炎

一、寻找痔点及操作方法:

（一）痔点的部位：凡患有乳腺炎的病人，在背部必显有痔点。上起七颈椎，下至第七胸椎，两侧至腋后线，在此范围内，均系痔点出现的部位。一般来说，左乳发炎，痔点显在右背上，右乳发炎，痔点显在左背上，但也有显在同侧背上的。

（二）痔点的特征：似丘疹样，稍突起，针帽大小，带有色素。多为淡红、暗红色，压之不退色。淡红色表明病轻，暗红色表明病重，有化脓的趋势。

（三）寻找方法：寻找痔点必须与血管痣、毛囊炎等鉴别。在背部可能同时出现二个或二个以上的痔点，选其明显的一个，每次挑一个。

（四）操作方法：病人坐着，暴露出背部，痔点确定后，用碘酒、酒精消毒皮肤，用粗针挑破痔点表皮，然后向内深入，可挑出白色纤维样物数十条，挑净后，碘酒消毒贴以胶布即可。也可采用放血疗法，即痔点确定后，用碘酒、酒精消毒皮肤，用针挑破痔点，出3、5滴血即可，然后酒精消毒，贴以胶布。

1949

新 中 国
地 方 中 草 药
文 献 研 究
(1949—1979年)

1979

二、适应症：乳腺炎的炎症期和化脓期。

三、注意事项：

（一）注意消毒，防止感染。

（二）治疗后适当休息，少吃刺激性的食物。

四、临床疗效：

某军垦农场医院用挑痔疗法共治疗二十余例急性乳腺炎患者。其中十五例病人记载较完整。十五例中除一例因不愿接受第二次治疗外，其余十四例均已治愈。

挑痔疗法对乳腺炎炎症期，一次均能见效。在化脓期，一天一次，二——三次即愈。

挑痔疗法没有任何不良反应及副作用。

五、病例举例：

1.邓保林，女，成年，教师，1970年4月25日，左侧乳腺红肿疼痛，体温40度，恶冷发烧，全身不适，诊断为急性乳腺炎，上午作了挑痔治疗，下午烧就退了，第二天痊愈。

2.蔡克英，女，30岁，职工家属，今年二月份，生小孩十多天后，左侧乳房红肿疼痛，发烧，不想吃饭，用热敷和注射青霉素120万也无效。八天后，作了挑痔疗法，回家后，就不疼了，第二天就好了。患者激动地说："奶生东西，挑真效。我在家痛了七、八天，吃药打针也不显形（即没有效），一挑就好了，也不需吃药打针，真是个好方法。"

生半夏治疗初期乳腺炎

方　　药：生半夏一粒　米饭少许

用　　法：生半夏捣细（法半夏无效），与米饭捏成丸，塞在鼻孔中。患右侧乳腺炎塞在左鼻孔中，患左侧乳腺炎塞在右鼻孔中。塞药后须睡觉。

主　　治：初期乳腺炎

临床疗效：此法治疗初期乳腺炎多人，疗效甚好，兹介绍病例如下：

陈爱芬，女，24岁，贫农，圻春县张塝公社一大队七小队人。70年3月，左侧乳房长一硬块，疼痛，但表皮不红，不发烧，不畏寒，也未溃破。用生半夏一粒捣细，与米饭捏成丸，塞进右侧鼻孔内，一天后痊愈。

柯白慧，女，40岁，圻春县张塝公社一大队六小队人。68年11月右侧乳房红肿，有硬块，疼痛剧烈，畏寒发烧四天，但未溃破。用生半夏一粒，与米饭捏成丸，塞进左侧鼻孔内，第一天痛止，第二天痊愈，但过了一段时间乳腺炎又复发，又用原方塞鼻，一次痊愈，至今未发。

1949

新 中 国
地 方 中 草 药
文 献 研 究
(1949—1979年)

1979

半 夏

别　　名： 三步跳，守田，三叶半夏。

产　　地： 全省各地均有生长，多野生于比较潮湿的山野，荒地，田間。

科　　屬： 天南星科半夏属。

形　　态： 多年生草本。高六寸左右。地下块茎球形或扁球形。第一年长的叶多为单叶，第二、三年长的叶一般是三叉状复叶。叶柄上生有一至二个珠芽（小块茎），可作繁植用。花由块茎长出，花柄长 7 — 9 寸，花苞管状，前部延长成綫形，綠色或略带紫色，內生許多小花，五、六月开花，开花后，地上部分即枯萎而死。初夏采收块茎入药。

药用部分： 块茎（即地下的果子）。

編 后 語

"挑痔治疗乳腺炎"，是某军垦农场医院从民间发掘并经过临床实践后的初步总结。"生半夏治疗初期乳腺炎"是我省圻春等地民间行之有效的方法。这两种方法都具有"普、简、廉"特点，符合毛主席**"备战、备荒、为人民"**和**"把医疗卫生工作的重点放到农村去"**的伟大教导，故编印介绍，供各地推广运用，请将临床使用情况及时告诉我们，以便进一步研究、整理、提高，使中国医药学这个伟大宝库更好地为广大工农兵服务。

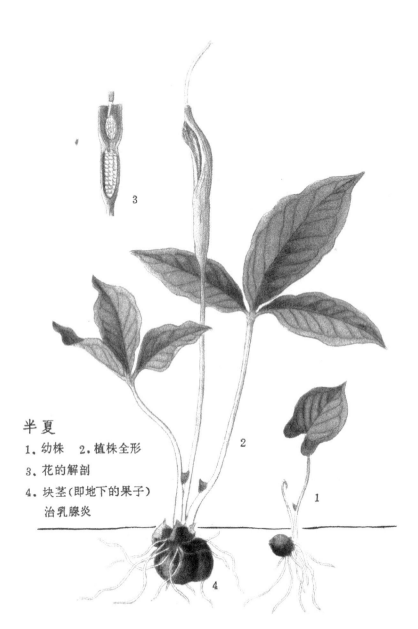

半夏

1. 幼株 2. 植株全形

3. 花的解剖

4. 块茎(即地下的果子)
   治乳腺炎

中草医药经验介绍 3

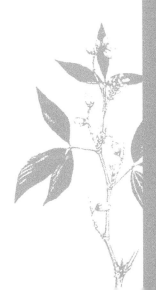

提　要

驻湖北中医学院工宣队编。

1970 年 6 月出版。共 6 页，其中正文 5 页，编后语 1 页，无前言、目录。药物黑白绘图 1 幅。平装本。

本书主要介绍山猫儿眼治疗肾性水肿的知识。书中讲到了山猫儿眼的别名、科属、分布、形态、药用部分、采期、性味、功用、炮制方法，以及治疗肾性水肿的服药方法、反应、禁忌、临床疗效等。编后语中提到该治疗方法是一种民间土方法，治疗效果很好。

中草医药经验介绍

3

驻湖北中医学院工宣队

一九七〇年六月

山猫儿眼治疗肾性水肿

山 猫 儿 眼

别　　名： 猫猫儿眼草，猫儿眼草，山猫眼草（南漳、襄阳、枣阳），一手仙（红安），下八仙（孝感）。

科　　属： 大戟科大戟属植物京大戟（又叫红芽大戟）。

分　　布： 据初步了解，我省襄阳、孝感、黄冈、咸宁、荆州等地区均有生长。喜生长在山沟、坡地。

形　　态： 多年生草本。根粗大，肉质，有支根。植物的任何部分折断后都有白色乳浆流出。一般从根上直接长出3—5个茎，茎直立，绿色或紫红色，高1—3尺。叶长椭圆形，互生。茎顶一般长5—8片小叶，排成车轮状，上面长有5—7个花枝，花枝的顶端长花，花绿黄色。果实三角状扁球形，外面有多数瘤状突起。种子卵圆形，光滑。

药用部分： 根

采　　期： 以春初秋末采集效果最好。采集时，不要将白色浆汁弄到口、眼、鼻及面部皮肤上，否则会引起剧烈肿胀。民间传说："猫猫眼，点三点，不肿鼻子就肿眼"。

性　　味： 辛微苦、温。

功　　用： 治急性肾炎、慢性肾炎所引起的全身性水肿。

炮制方法： 将山猫儿眼根洗净，用竹片或瓷片刮去黑色表皮，去内心，取中层皮切片用盐水拌匀（每市斤药片用食盐三钱化水拌匀），晒干后（也可用小火烤干），

1949

新　中　国
地方中草药
文　献　研　究

(1949—1979年)

1979

碾成细末，胶囊装好后再置放于瓶中备用。若无胶囊，瓶装密封亦可，服时用馒头皮将药粉包着。

炮制中也有不加拌食盐水和不去内心的。从初步观察，不去内心的药力比较缓和。

服药及反应：

每天一次，每次一分至一分五厘，夜间三、四点钟空腹用温开水吞服，最大量可一次服六分或八分。

服药后，咽喉有灼热和辛辣感（用胶囊装药、馒头皮包药则无此种反应）。并有轻重不同的恶心、呕吐以及胸口发热、胃中嘈杂等不适症状，一、二小时后，下腹隐痛，开始腹泻，每天便次七、八次、十余次、二十次不等。头一、二次为稀糊状粪，次则为米汤样稀水，最后二次为少量黄色透明粘稠的粘液粪。大便时，肛门有下坠和灼热感。药物泻下作用一般在服药后二至四小时内表现为高峰期。

部分病人服药后，手心、足心出汗，背部也微微出汗，四肢由冷转温。更有少数病人在服药后，感觉皮下有股热气窜行，下腹部尤其明显。

服药后，如恶心、呕吐，胸口发热等症状严重者，可给病人吃点水果或喝点冷糖开水，不良反应即可减轻，但同时也缓解了药物治病所需的腹泻作用。如果小便过于短少，可适当服点利尿药。

药物用量可根据病情、体质、年龄，酌情增减或隔日服用。如每天服一分五厘腹泻不明显时，也可采取逐日增加药量，但要注意观察，每天药量不能超过六分。一般患者服药五至七天后水肿即可完全消失。

禁　　忌：

　　1．服药期间，忌食生冷瓜果、大荤厚油以及酒类、辛辣等食物。

　　2．孕妇、哺乳妇女、心力衰竭、食道静脉曲张以及身体过于虚弱者不宜使用。

　　3．一般水肿病人，如原未禁盐，服药期间可吃低盐饮食；若原已禁盐，可服用特制盐。

　　特制盐：即秋石盐，童尿炒制盐，特制低钠盐等。

临床疗效：我省襄阳地区的医务人员，高举毛泽东思想伟大红旗，发扬敢想、敢干和自力更生的　　精神，用土方法"山猫儿眼"先后治疗肾性水肿病人15例，均获得良好效果。

　　1．徐国珍　男　39岁　中农　住襄阳县柿铺公社久合大队八小队

　　全身浮肿，尿少近二年。服药前全身浮肿，尿少，不能单独小便（大便时才能屙一点小便），恶心，呕吐，食欲极差，每天吃粮食不到四两（十六两制），不出汗，四肢常年逆冷，眼睑浮肿显著，睁眼困难，外观只留下一条眼缝；腹部膨隆，胸腹外观无显著界限，肋间隙消失，腹水征阳性，波动感显著，有大量腹水；两下肢肿胀，有指压性凹陷。

　　尿检：蛋白++，红细胞＋，白细胞少许，上皮细胞少许，脓球少许，粘液＋，颗粒管型＋。

　　诊断：慢性肾炎。经服多种中西药物，均不见效。1970年4月24日开始服"山猫儿眼"，五次后，面部浮肿消失，眼裂恢复到正常大小，胸腹皮下水肿消失，肋间隙清楚，胸腹界限清晰可见，腹水征阴性，腹围缩小了12—14公分，下肢水肿亦消退，无指压性凹陷。饮食增加，恶心、呕吐症状消失。每日吃

1949

新 中 国
地 方 中 草 药
文 献 研 究
(1949—1979年)

1979

粮一斤至一斤半，面色转红，精神良好，喜爱活动，四肢末端由逆冷转温暖，背部微有汗出。尿检查：蛋白极少许，红细胞少许，上皮细胞少许，白细胞少许，颗粒管型少许。小便清长，每日5、6次，夜间2、3次。

2.张克明　男　62岁　襄阳县潭山供销社干部　1970年4月21日入院

全身浮肿，腰痛，尿少七天。四月十二日开始腰痛，十四日面部浮肿，腹部膨胀，尿少，不能单独小便（大便时才能屙点小便），腹水征阳性，尿检：蛋白＋，上皮细胞少许，红细胞少许，白细胞少许，肝功能数值在正常范围，经襄樊市医院诊断为急性肾炎，收治后用"山猫儿眼"五次（隔日一次）后，面部浮肿消退，腹水症转为阴性，大小便可以分开，小便清长，每日5、6次，夜间3、4次。腹围减小约10公分。食欲良好，每日吃粮一斤左右，精神体力逐步恢复。尿检：蛋白极少许，红细胞极少，白细胞极少，上皮细胞少许。

3.张自群　女　现年22岁　已婚　南漳县九集区金中公社。59年秋（患者11岁）颜面及全身逐渐浮肿，小便少，食欲下降，畏冷不烧，在县医院检查发现血压升高，尿中有蛋白和管型，严重时，眼睑肿得不能睁开，腹部膨大不能穿裤子，县医院诊为"急性肾炎"，用各种药物治疗均无效，有尿毒症危险，医生对家属说：治疗希望不大……。患者家属见病情严重，治疗无望，十分忧虑，但偶尔从邻居得知"山猫儿眼"能治疗水肿，即用此法治疗。

服药1、2天大便泻水一天5、6次，水肿迅速减轻，第十天全消，食欲逐渐增加，半月后食欲恢复正常，一月后体质恢复正常。至今十一年未复发。

編 后 語

"山猫儿眼"治疗肾性水肿，是民间流传的一种土方法。我省南漳、襄阳、枣阳、红安等地以及我院附属医院用此法治疗急慢性肾炎所引起的肾性水肿均获得良好效果。

希望同志们把临床使用情况及时告诉我们，以便进一步提高"山猫儿眼"的治疗作用，**"从中找出规律性的东西"**。使中草药土方土法更好地为社会主义建设服务，为广大工农兵服务。

1949
新 中 国
地 方 中 草 药
文 献 研 究
(1949—1979年)
1979

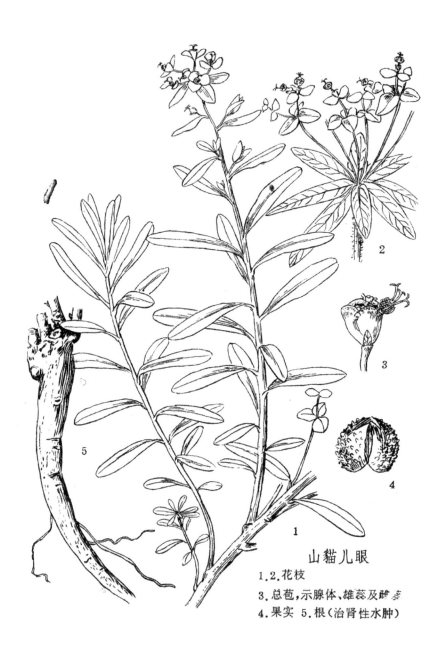

山貓儿眼
1.2.花枝
3.总苞,示腺体、雄蕊及雌蕊
4.果实 5.根(治肾性水肿)

中草医药经验介绍 4

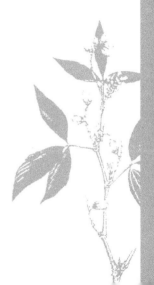

提　要

驻湖北中医学院工宣队编。

1970 年 6 月出版。共 5 页，其中正文 4 页，编后语 1 页。药物黑白绘图 1 幅。纸质封面，平装本。

本书介绍了中药柳树叶治疗血吸虫病的经验。本书详细讲述了中药柳树叶的别名、产地、科属、形态、药用部分、性味、主治、制作过程及使用方法、服药反应、临床疗效。其后记载了沔阳县彭场区何场公社卫生所等用柳树叶治疗血吸虫病，并获良好效果的病案 5 例。书后附有柳树叶的手绘黑白图。

中草医药经验介绍

4

驻湖北中医学院工宣队

一九七〇年六月

柳树叶治疗血吸虫病經驗介紹

柳 树 叶（楓楊）

别　　名：鬼柳树，大叶柳，锯树。

产　　地：我省各地都有生长，常生在溪边、河滩及阴湿山坡地。

科　　属：胡桃科枫杨属。

形　　态：落叶大树木，高达数丈，树皮灰褐色，有纵裂；叶由十几片至二十几片小叶排成羽毛状，小叶间的叶柄（叶轴）上有翅，小叶长椭圆形，前端尖，边缘有锯齿。夏天开花，有公花、母花两种，都没有花瓣，花小色绿，集生成串，公花（雄花）生在老枝上，长2—3寸，母花（雌花）生在新枝上，长1尺余，结果后下垂，果实有两个翅。夏秋季采树叶入药。

药用部分：树叶。

性　　味：微苦，寒。

主　　治：血吸虫病（早、中、晚期）。

制作过程及使用方法：

1法：新鲜的柳树叶洗净，切碎，半斤叶子加水一斤，煮开后继续煮10—15分钟即可。一天分三次服完。暂定20天至一个月为一疗程。

1949

新 中 国
地 方 中 草 药
文 献 研 究
(1949—1979年)

1979

2法：将鲜柳树叶连同嫩枝摘下，洗净后在烫手热水中捞几分钟，取出晒干备用。每人每天用干树叶2—5两煎水分二次服。疗程同1法。

3法：用2法所制的干叶，每次一把，开水泡，当茶喝，经常服用。

以上三法，可根据具体情况选用一种。

服药反应：

大部分病人服药后，可出现轻度的头昏，头痛，腹痛，腹泻，口干等反应。一般不须处理，几小时后，症状可自行消失。

临床疗效：

沔阳县彭场区何场公社卫生所医务人员及挖沟公社赤脚医生，高举毛泽东思想伟大红旗，遵照毛主席**"一定要消灭血吸虫病"**的伟大教导，从1969年以来，用柳树叶治疗血吸虫病人50例，效果良好。其中最近收治的46例病人，经短期治疗后，腹胀、腹痛、便血等症状明显改善，或完全消失。饮食增加，腹水逐渐消失，体力逐渐恢复，十来天后，大便复查，发现虫卵变形，并有15例粪检已转阴性。目前正在继续治疗观察中。

病例1：程乔换，男，急性血吸虫病高烧六天，体温达40°C，精神萎靡不振，不思饮食，大便不通。用鲜柳树叶（1法）治疗，一天后，体温便从40°C降至37°C，大便通畅，饮食增加，精神好转，现正在治疗中。

病例2：贺春武，男，入院前有腹痛、便血等症状，粪检发现血吸虫卵。用鲜柳树叶（1法）治疗七天后，症状全部消失，饮食增加，大便四次沉淀集卵检查，均未发现血吸虫卵。

病例3：王忠伟，男，31岁，1969年自感腹胀，腹痛，屙红白胨子，每日几次，头昏，眼花，动则心慌，腿软无力，曾出现过黄疸，同年12月4日至武汉医学院第一附属医院检查，右颧弓有一个蜘蛛痣，肝脾触及，肝功能不正常，转氨酶（G.P.T）190单位，脑磷脂胆固醇絮状试验（CCFT）+++，大便集卵孵化三次均阳性。于1969年12月9日开始服干柳树叶（2法），40多天，症状完全消失，食欲恢复正常，能从事重体力劳动，今年4月21日复查大便未发现血吸虫卵。

病例4：谭树唐，男，64岁，贫农，系晚期血吸虫病人。入院前腹胀饮食差，屙红白胨子，一天多次。卧床不起，腹大如鼓，心慌，气喘，翻身困难，腹围85公分，服鲜柳树叶（1法）十天后，腹水消退，腹围减至64公分，已能背一袋米走几里路，现正在继续治疗中。

病例5：许金林，男，57岁，水利员，从1963年起，一直在血吸虫重疫区搞水利工作，接触疫水，1964—1965年出现头昏，眼花，饮食减少，腿软无力，腹胀腹痛，屙红白胨子，每日5—7次，不能工作，两次粪检均发现血吸虫卵，用干柳树叶（3法）泡开水当茶喝，每天多次，服半个月后，症状显著好转，大便正常，能继续坚持工作。从此随身带干柳树叶，常年当茶喝，几年来，该同志毫无防护，经常下疫水工作及采菱角，摸鱼虾、蚌壳等，均未出现血吸虫病症。于1965年夏、秋，1966年4月，1970年5月，分别作粪检，均未发现血吸虫卵，目前身体十分健壮，无黄疸，无蜘蛛痣，腹软，肝脾不肿大。

目前，沔阳县并采用柳树叶进行灭螺试验，取得了良好的效果。

1949

新 中 国
地 方 中 草 药
文 献 研 究
(1949—1979年)

1979

編 后 語

柳树叶治疗血吸虫病，药源广泛，疗效良好，副作用少，是当前治疗血吸虫病的一种有效方法，应大力推广。

"**春风杨柳万千条，六亿神州尽舜尧**"。柳树叶治疗血吸虫病是一个创造

希望同志们广泛实践，认真总结，进一步提高柳树叶治疗血吸虫病的疗效。

"**借问瘟君欲何往，纸船明烛照天烧**"。一定要把这个危害劳动人民身体健康的血吸虫病早日消灭。

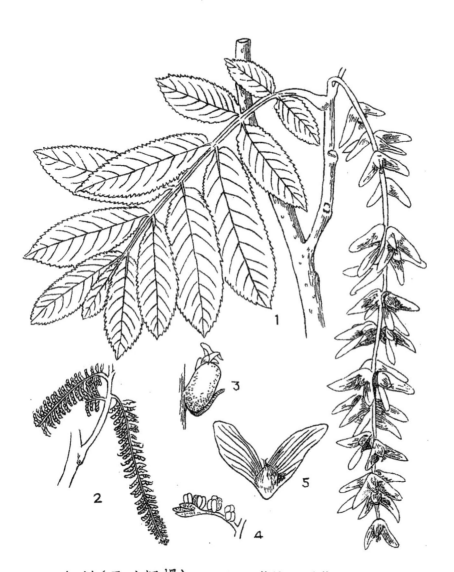

柳树（又叫枫杨）1.树叶 2.花枝 3.雌花
4.雄花 5.果子

中草医药经验介绍 5

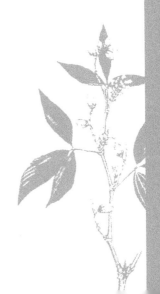

提　要

湖北中医学院教育组编。

1970 年 7 月出版。共 10 页，其中正文 9 页，编后语 1 页。药物黑白绘图 4 幅。

平装本。

全书分为两部分，即治内出血方和外伤止血方，共载方 5 个，记录中药 4 味。第一部分有治内出血方 2 个，每方中仅有 1 味中药，同肉一同煮服，方便、易推广。每方后详述了方中用药的别名、产地、科属、形态，并附有插图。第二部分有外伤止血方 3 个，此部分介绍了 2 味中药的别名、产地、科属、形态，并附有插图。书中所载方剂，皆为当地的验方，疗效确切。如治内出血方（一），"注：本方来自我省通城县，流传时间较久，曾用此方治愈内出血患者数百人。最近通城县骆家大队又用此方治疗三十余人，有效率为 95%，轻者服药一次即效，重者需服二、三次"。

中草医药经验介绍

湖北中医学院教育　　　組编

1970.7.

治内出血方 （一）

方　药： 荷血莲（又叫活血莲）叶七、八片（鲜叶、干叶均可）
　　　　鸡肉或猪瘦肉半斤

服　法： 将叶、肉放在没煮过盐的瓦罐内，加水煮熟，临睡觉
　　　　前半小时吃或服后睡觉。

> **注：** 本方来自我省通城县，流传时间较久，曾用此方
> 治愈内出血患者数百人。最近通城县骆家大队又
> 用此方治疗三十余人，有效率为95%，轻者服药
> 一次即效，重者需服二、三次。

荷 血 莲

别　名： 活血莲。

产　地： 生在山坡、林下、阴湿处。我省各地都有生长。

科　属： 菊科大吴风草属植物大吴风草。

形　态： 多年生草本，根茎块状，形象土蕳（菊芋）。叶有长
　　　　柄，从根茎生出，心形或肾形，背面有绒毛，嫩叶向
　　　　内卷。花黄色，象菊花，集生在花枝顶端。

1

1949

新 中 国
地 方 中 草 药
文 献 研 究
(1949—1979年)

1979

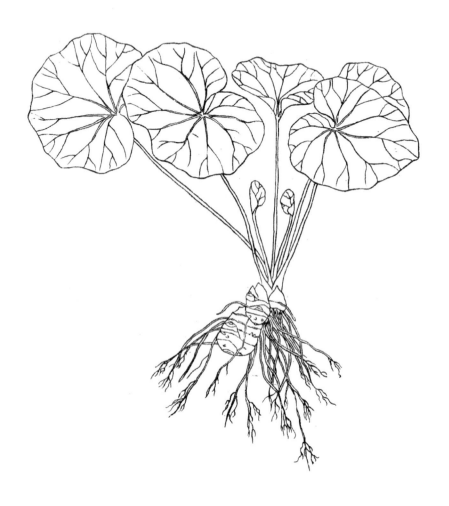

荷血莲(大吴风草)

2

治内出血方 （二）

方　药： 鹅根刺全根，洗净，去表皮，切片晒干。鲜品二两，
　　　　干品一两，猪肉半斤。

服　法： 加水煮烂，吃肉喝汤，一天服完。

　　　　注： 本方来自我省新洲县，治疗内出血效果良好。

鹅 根 刺

别　名： 土黄耆，杨雀花。

产　地： 生在丘陵、山坡、林下、路旁。我省各地都有生长。

科　属： 豆科锦鸡儿属植物锦鸡儿。

形　态： 落叶小树，茎高三尺左右，小枝细长有棱。叶互生，
　　　　叶片由四片（两对）小叶组成，小叶片倒卵形，或狭
　　　　长倒卵形，叶下有小刺，春天开黄色蝶形花。果实豆
　　　　荚状。

3

1949

新 中 国
地方中草药
文 献 研 究
(1949—1979年)

1979

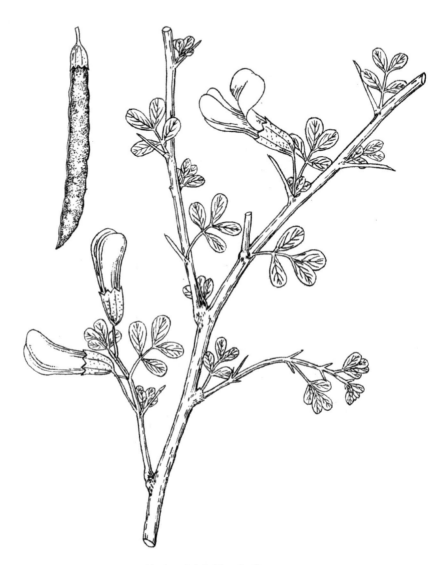

鹅根刺(錦鸡儿)

4

外伤止血方 （一）

方　药： 白芨末一克　五倍子末一克　明胶四克　甲醛十滴
制　法： 将白芨末、五倍子末加水80毫升煮沸，再加入明胶煮化搅匀，离火候冷加入甲醛十滴，烤干研末。
用　法： 撒在伤口上，外用清洁布条或消毒纱布包扎。

　注： 本方来自我省恩施，称恩施止血粉（2号），用于外伤止血效果良好，并作过三十多次家兔試験，止血时间均在三分钟。

外伤止血方 （二）

方　药： 花粉四两　白芷二两　旱莲草一两　冰片五钱
制　法： 将碾槽等器具擦净，再将上药碾为极细末，碾得越细越好。
用　法： 撒在普通膏药上贴伤口，或撒布于敷料上贴伤口。用量视伤口大小而定。

　注： 本方来自我省浠水县，主治外伤性大出血以及各种手术后出血不止，經該县运用效果良好。

1949

新　中　国
地方中草药
文　献　研　究
(1949—1979年)

1979

旱　莲　草

别　名: 墨菜，野葵花。

产　地: 生在田边、路旁、沟边、山坡或水湿地方。我省各地都有生长。

科　属: 菊科鳢肠属植物旱莲草。

形　态: 一年生草本，有白粗毛，高尺许，茎直立或平伏，着土后节上易生根。将茎叶折断见有黑液流出，所以叫做"墨菜"或"墨汁草"。叶对生，似柳叶。在枝端和叶腋开白色小花，象小葵花。

6

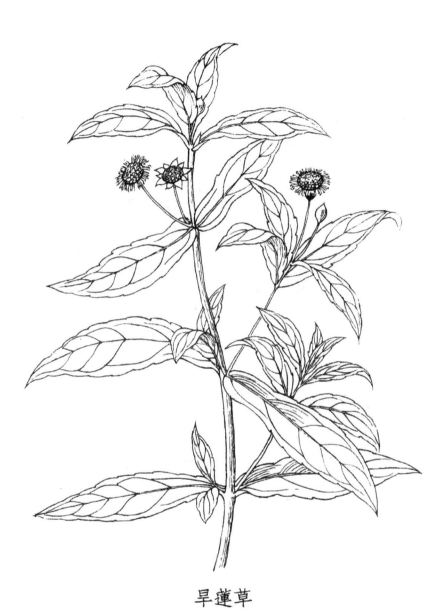

旱莲草

7

1949

新 中 国
地方中草药
文 献 研 究
(1949—1979年)

1979

外伤止血方 (三)

方　药: 野人头 (又叫见血长)

用　法: 用野人头茎上的绒毛敷在伤口上。

　　　注: 本方来自我省郧阳专区龙潭公社。止外伤小面积
　　　　　出血,效果良好。

野　人　头

别　名: 见血长。

产　地: 生在林下或溪边。我省各地山区都有生长。

科　属: 紫萁科紫萁属植物紫萁。

形　态: 多年生草本,高三尺左右,有短块状的根茎(即中药
贯众),形象如人头,所以称"野人头"。叶多数,
从根茎生出,有两种叶子:一是营养叶,由多数小叶
片排成羽毛状,小叶片绿色,三角状披针形。一是
繁殖叶(孢子叶),小叶片极狭,黄色,卷缩而成线
形。

8

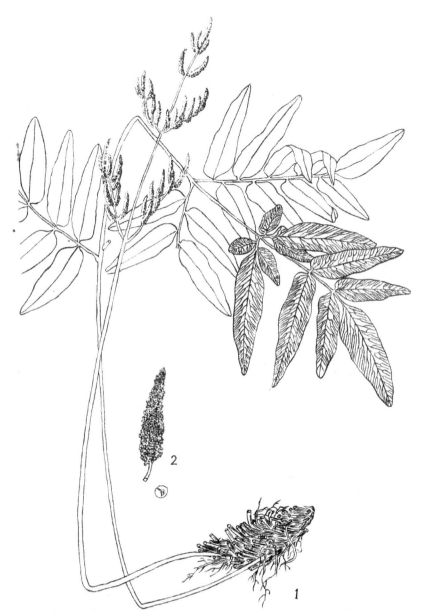

野人头（紫萁）　1.植株全形　2.孢子叶的羽片和孢子囊的放大

1949

新　中　国
地 方 中 草 药
文　献　研　究
(1949—1979年)

1979

編　后　語

《中草医药经验介绍》单行本编印以来，得
到了广大工农兵群众和▆▆▆医务工作者的热情欢
迎和支持，给了我们极大的鼓舞和鞭策。为了适
应我省工农业生产新飞跃和合作医疗的需要，根
据上级指示和同志们要求，从本期起，扩大篇幅，
增加必要的内容，衷心期望同志们对办好《中草
医药经验介绍》提出宝贵意见，对我们工作中的
缺点错误，提出批评。

根据毛主席**"提高警惕，保卫祖国"**、▆▆▆
▆▆▆▆▆▆▆**"备战、备荒、为人民"**的伟大教
导，我们将陆续刊载中草药战备方面的内容，希
望革命中西医药工作者和我省广大"赤脚医生"
把中草药对止血、烧伤、止痛、接骨、拔子弹、
蛇咬伤、冻伤……等方面的经验告诉我们，以便
及时推广，使中草药土方土法更好地为广大工农
兵服务。

中草医药经验介绍6

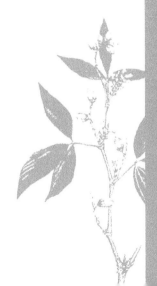

提　要

湖北中医学院教育组编。

1970 年 7 月出版。共 7 页，其中正文 6 页，编后语 1 页。药物黑白绘图 2 幅。

平装本。

本书介绍了治疗烧伤、烫伤的方子 3 个，并记载了方中所用的两味中药。每方下包括方药（组成）、制法、用法、病例 4 方面内容。其中病例记录内容尤为详尽。本书记录了两味中药虎杖、金钱小风（地榆）的别名、产地、科属、形态，还附有两幅手绘黑白图。

中草医药经验介绍

6

湖北中医学院教育█████組編

1970.7.

治烧伤、烫伤方（一）

方　药：虎杖膏

制　法：先将虎杖根洗净切细，放在洗净的锅内或瓦罐内，加水适量（以水泡没虎杖根为度），用火煮开后，继续煮 1—2 小时，用二、三层稀布或纱布过滤去渣，再将药汁小火煮至粘稠糊状，加桐油少许（大约二斤药膏加桐油一两），搅匀即成虎杖膏。

用　法：用清洁鸡毛（各种羽毛均可）或毛笔蘸药膏搽伤处。搽药后不包扎，采取暴露方法，以免磨擦。搽药后，会结成一层保护性外膜，外膜脱落后，再搽；外膜不脱落，不搽药。

1

1949
新 中 国
地 方 中 草 药
文 献 研 究
(1949—1979年)
1979

治燒伤、燙伤方（二）

方　药： 虎杖根适量，洗净晒干，研成极细末（碾槽
等器具要洗擦干净）。

用　法： 用麻油将虎杖末调成稀糊状，用干净鸡毛（各
种羽毛均可）或毛笔蘸虎杖油搽伤处，一天
二、三次。

病　例： 吴绳强，男，22岁，贫农，巴东县六冲坡
人。1961年5月，劳动时不慎倒在煤炭炉
上，面部和双手均被烧伤，当即起泡流水，
疼痛难忍，部分地方皮肤脱落。经用虎杖膏
治疗，六天痊愈，愈后不留疤痕。

2

治烧伤、烫伤方（三）

方　药： 金钱小凤根　棉油

制　法： 将金钱小凤根洗净切碎，放缸片上用火炕焦（不可过焦成炭），研为细末，以棉油调匀。

用　法： 用干净毛笔或各种羽毛蘸药涂搽患处，一日三至六次。

病　例： 冉天会，男，34岁，下中农，住公安县玉湖区大同公社曹嘴大队九小队。于1969年9月烧窑时，一天因天气突变而失火成灾，颈、面部及四肢被烧伤。烧伤总面积达39.8％，发红，微肿胀，疼痛，颈、面部有散在的蚕豆大小的白色水泡，四肢前及内外侧有成片的大小不等的白色水泡，部分破皮流水，手指不能伸直，活动障碍。经卫生所治疗五天未好转，改用上方治疗，用药后即感全身清凉，疼痛停止，伤面逐渐干燥结痂，十天后痂皮大部脱落，十二至十三天后痊愈，愈后无疤痕。

3

1949

新 中 国
地 方 中 草 药
文 献 研 究
(1949—1979年)

1979

虎　杖

别　　名： 土黄芩、活血莲、大叶蛇总管。

产　　地： 生在沟边、溪边、林下、路边比较潮湿的地方。我省各地都有生长。

科　　属： 蓼科蓼属植物虎杖。

形　　态： 多年生草本，高3—6尺，茎直立，中空，有紫色斑点，节膨大，嫩茎象竹笋，有酸味；根茎木质，粗大，棕黑色，内面黄色；叶互生，椭圆形；花白色或淡红色，生在枝顶或叶腋；果三角形。

金錢小风（地榆）

别　　名： 红头草，十大川。

产　　地： 常生在山坡、路旁、山野、林边。我省各地都有生长。

科　　属： 蔷薇科地榆属植物地榆。

形　　态： 多年生草本，高1.5—3尺，根粗壮，条形；每叶由7—21片小叶排成羽毛状，小叶长椭圆形，边缘有锯齿；花小，紫红色，集生成圆柱状，好象一个小红枣。

4

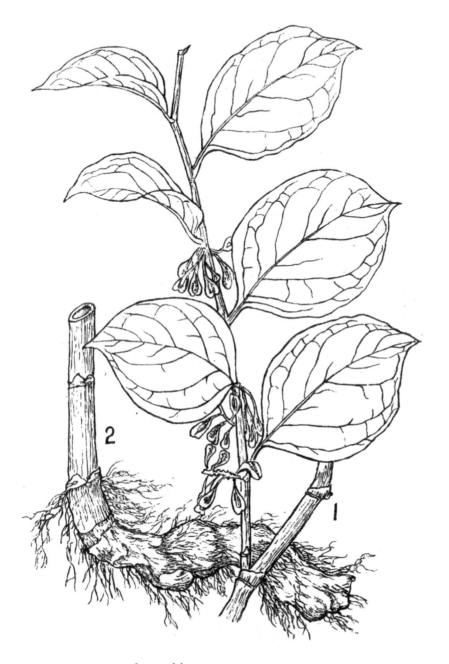

虎 杖

1.植物上部；2.茎的下部和根。

1949

新　中　国
地 方 中 草 药
文　献　研　究
(1949—1979年)

1979

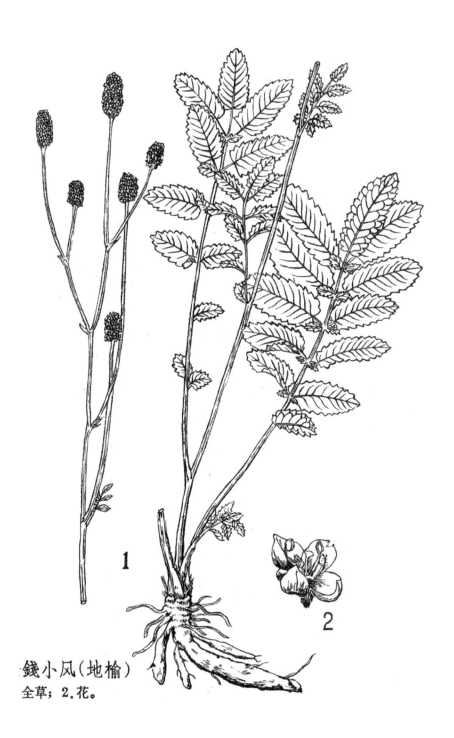

錢小凤（地榆）
全草；2.花。

編 后 語

本期所载的方药，是从我省民间治疗烧伤、烫伤的土方土法中选录的一部分。这些土方土法，一般都具有止痛快，治愈后无疤痕等特点，临床疗效较好，治愈病例较多，很受群众欢迎。

治疗烧伤、烫伤的药物，凡需要碾成细末的，碾得越细越好；碾制的器具必须干净，以保证药品质量，防止感染，提高疗效。

烧伤、烫伤搽药后，一般应采取暴露方法。如需要包扎，必须用稀软清洁布条或消毒纱布，包扎时不要过紧。

烧伤、烫伤用药期间，禁食牛肉、公鸡、辣椒等发物。

中草医药经验介绍 7

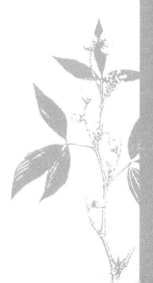

提　要

湖北中医学院教育组编。

1970 年 7 月出版。共 15 页，其中正文 14 页，重要更正 1 页。药物黑白绘图 8 幅。平装本。

本书主要讲述治疗毒蛇咬伤的经验，共载方 4 个，记录中药 8 味。对所载处方，本书介绍了所用方药、用法及病例。其中病例内容记录尤为详尽。每一方后都记录方中药物的别名、产地、科属、形态，并附有插图。

重要更正：《中草医药经验介绍》第五期5面外伤止血方(一)中"白芨末"是十克，误写为一克，特此更正。

治毒蛇咬伤方（一）

方　药： 蛇药草根三至五个。

用　法： 采新鲜蛇药草根（干品亦可，但效力稍差），洗去泥土，用刀切碎，放锅内加水浓煎取药液一碗，然后加入适量烧酒（以病人饮酒量为准），乘温一次服完。病重者可每日服一次。

病　例： 张子华，女，16岁，贫农，住竹谿县水坪区水坪公社春风大队一小队。于1968年5月一天晚上，右脚外踝下面被毒蛇咬伤，伤处约有针尖大一孔，微有出血，一会儿脚部发肿，用头发捆扎后，肿胀仍向上蔓延不止，很快就肿到大腿。当时即用其他药方外敷治疗无效，疼痛剧烈，叫呼不已，一夜没有睡觉。第二天早晨改用本方内服后，疼痛很快停止，肿势亦开始消退。第三天又服用本方一次，肿就逐渐消失，六天痊愈。

　　注： 本方来自竹谿县水坪区，一玩蛇艺人用本方治疗毒蛇咬伤已有数十年，病例很多，效果良好。

蛇　药　草

别　名： 铁扫帚，三叶公母草。

产　地： 生在山坡、草地、路边或林下。我省各地都有生长。

科　属： 豆科胡枝子属。

形　态： 多年生草本。叶互生，每叶由三小叶组成；花黄白色，蝶形，有紫斑，二至四朵生在分枝上；果斜卵形。

1

1949

新 中 国
地 方 中 草 药
文 献 研 究
(1949—1979年)

1979

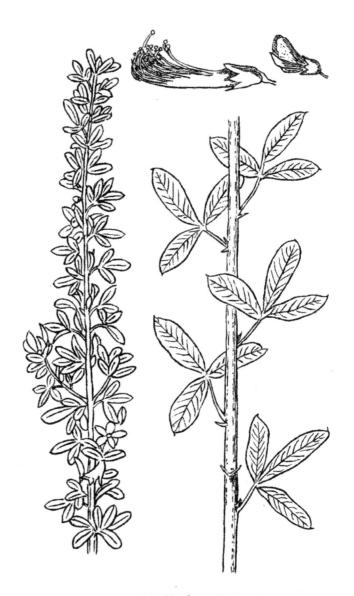

蛇药草(鉄扫帚)

2

治毒蛇咬伤方（二）

方　药：鲜半边莲全草。

用　法：取鲜半边莲全草一把，洗净，捣烂敷伤口。另用半
边莲全草二两，加少量水捣烂绞汁，加酒一两调服，**每**
天二次。

> **注**：半边莲治疗毒蛇咬伤，在我省农村普遍使用。
> 农村有句俗话："有人識得半边蓮，敢与长虫
> （蛇）一起眠"。正説明半边蓮治疗毒蛇咬伤有
> 很好的效果。

半　边　莲

别　名：急解索，节节生，片花莲。

产　地：多生在田埂、沟边、原野潮湿处。我省各地都有生长。

科　属：桔梗科半边莲属。

形　态：多年生小草。茎细，趴在地上，节上生根，折断后有
白浆流出；叶互生，长椭圆形，边缘有疏浅锯齿；花
小，淡紫色或淡红色，花瓣五片，偏向一边，所以叫
半边莲。

3

1949

新 中 国
地方中草药
文 献 研 究
(1949—1979年)

1979

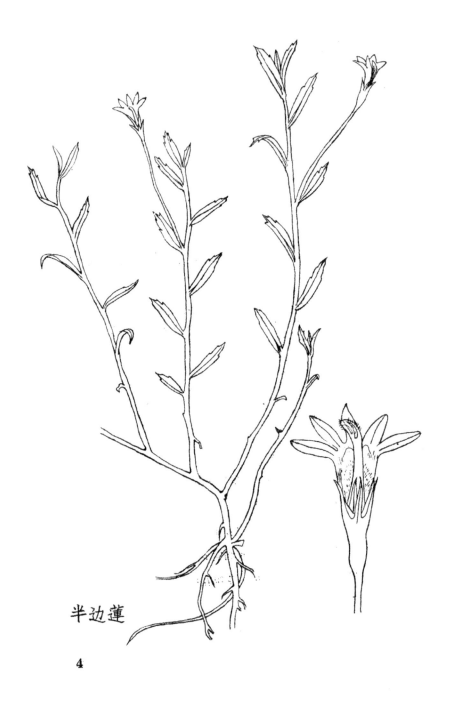

半边莲

4

治毒蛇咬伤方（三）

方　药： 鲜急解索　鲜见肿消　鲜散血草

用　法： 将三药混合捣烂，外敷于伤口及肿胀处。

病　例： 关明福，男，20岁，下乡知识青年。于1970年4月28日被毒蛇咬伤一手第四、五指缝间，局部立见发肿，剧痛。当时到医院局部切开，并输液四千毫升，其肿继续向上蔓延至胸部，视力模糊，复视（即看一物为二物）。内服中药治疗亦无效。至30日下午改用本方治疗，每天换药一次，疼痛及肿胀逐渐消退，至5月4日晚视力恢复正常，肿胀基本消失，随即痊愈。

注：沙市中医院对于毒蛇咬伤患者，开始用局部切开和输液等方法治疗，效果不理想。后来发动群众想办法，在沙市郊区挖掘出了本方。经治疗五例毒蛇咬伤患者，效果良好。近来又将本方简化成急解索一样，治疗了三例毒蛇咬伤患者，也收到同样效果。

5

1949

新　中　国
地方中草药
文　献　研　究
（1949—1979年）

1979

急　解　索

产　地：生在田边、水沟边潮湿处。荆州专区盛产。

科　属：石竹科繁缕属之一种。

形　态：多年生趴地草本，全株有白色细毛，分枝多。茎绿色，稍带方形，节稍膨大，着地处生细根。叶对生，倒卵圆形，绿色，前端钝圆，基部楔形，上半部有疏锯齿三至四对，有短叶柄。（花果未采到）

見　肿　消

别　名：犁头草，紫花地丁。

产　地：生在较阴湿的田埂、路边、沟边。我省各地都有生长。

科　属：堇菜科堇菜属。

形　态：多年生小草，高二寸左右；叶三角形，象犁头，边缘有锯齿；花淡紫色，有长柄，果圆柱状三角形，成熟时裂成三瓣。

散　血　草

别　名：马兰，路边菊，泥鳅串。

产　地：多生在山边、路旁、田边。我省各地都有生长。

科　属：菊科紫苑属。

形　态：多年生草本。茎直立；叶互生，叶片象柳叶，边缘有粗锯齿；花生枝顶，象小菊花，蓝色。

6

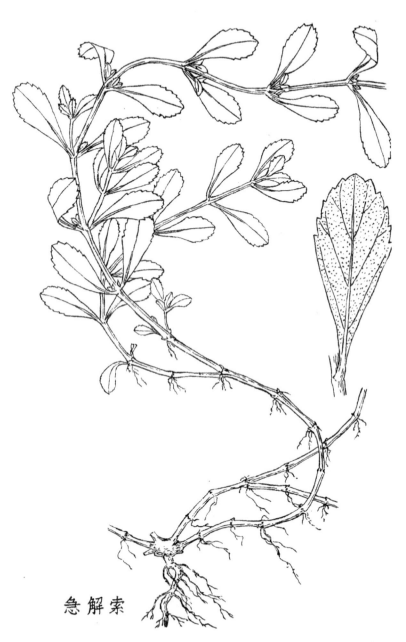

急解索

7

1949

新　中　国
地 方 中 草 药
文　献　研　究
(1949—1979年)

1979

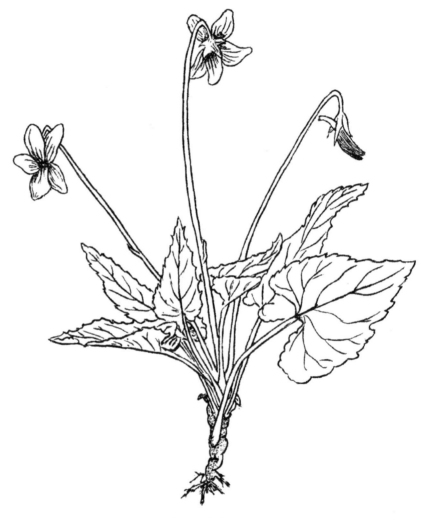

見肿消(犁头草)

8

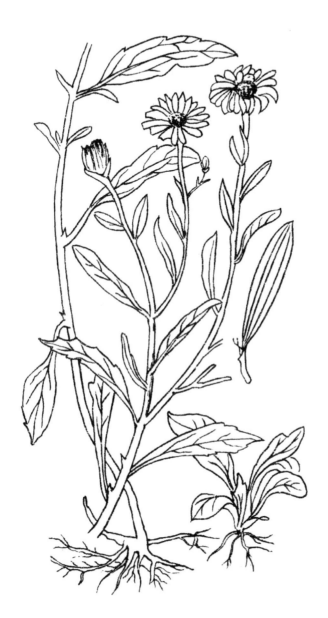

散血草（馬兰）

9

1949

新 中 国
地方中草药
文 献 研 究
(1949—1979年)

1979

治毒蛇咬伤方（四）

方　药：鲜蛇参根　鲜一枝蒿　鲜马蹄草各适量。

用　法：将三药洗净，同捣烂，敷伤口及肿胀处，用纱布或干净布包扎（不要过紧）。每天换药一次。

病　例：胡中金，男，21岁，贫农，住当阳县跑马公社泰山大队三小队。于1969年9月，右脚二趾被土公蛇咬伤，伤口微出黑血，肿胀疼痛。当时用火柴熏治伤处无效。第二天早上肿至膝下，又用磁针扎伤处放毒水，并用他药外敷伤口治疗也无效。第三天早上肿蔓延到大腿根部，随改用蛇参根嚼烂敷伤口，一枝蒿、马蹄草捣烂敷伤口周围肿胀处。第四天中午，肿胀消退，疼痛亦消失大半，换药四天后痊愈。

蛇　参

别　名：圆叶马兜铃。

产　地：生在山坡、山谷、沟边及路旁。我省各地都有生长。

科　属：马兜铃科马兜铃属。

形　态：多年生缠绕草本，全草有清香辣味（与马兜铃的䑋臭味不同），下有横生圆柱形的根茎，自根茎生出须根，根茎外表暗灰色，横切面白色，中有赤黄色轮环，在轮环的外围散布有黄赤色的油点。茎青绿色，分枝

10

少。叶互生，有细柄，叶为心脏形，前端钝圆，深绿色，背灰绿色，叶脉突出而显著。花黄绿色。果球形。

一　枝　蒿

别　　名：锯草，洋蓍草，千叶蓍，蜈蚣蒿。
产　　地：为外来种，常栽培，极易繁殖。
科　　属：菊科蓍属。
形　　态：多年生草本，全草青绿色。茎直立，高二尺多，下部稍带木质，上部有分枝，光滑或有蜘蛛状毛。叶互生或二、三个叶子生在一起，叶形狭带状，有很多分裂小叶，排成锯齿状，所以叫做锯草。又因叶很多，植株又不枯死，年年在根下又发新株，成了一大兜，所以又叫千叶蓍。花白色或淡粉红色，生在分枝的顶上，很多集合成一小头状。果圆筒形。

馬　蹄　草

别　　名：连钱草，透骨消，金钱草，活血丹。
产　　地：多生在田野、路旁、林边、溪边潮湿地。我省各地都有生长。
科　　属：唇形科活血丹属。
形　　态：多年生小草，趴在地上。茎方形，细长，节上生根，叶对生，圆形，边缘有圆齿；花淡紫色或粉红色，唇形。

11

1949

新 中 国
地 方 中 草 药
文 献 研 究
(1949—1979年)

1979

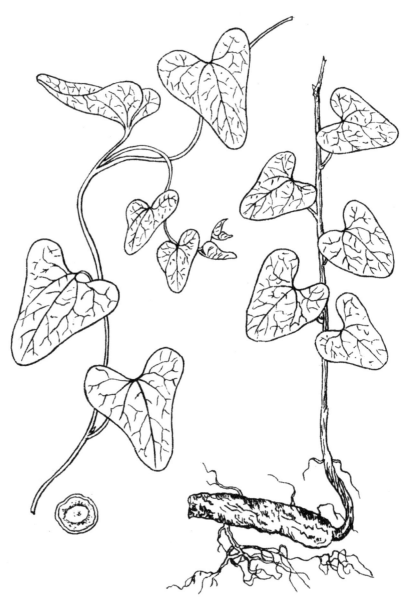

蛇　参（圆叶馬兜鈴）

12

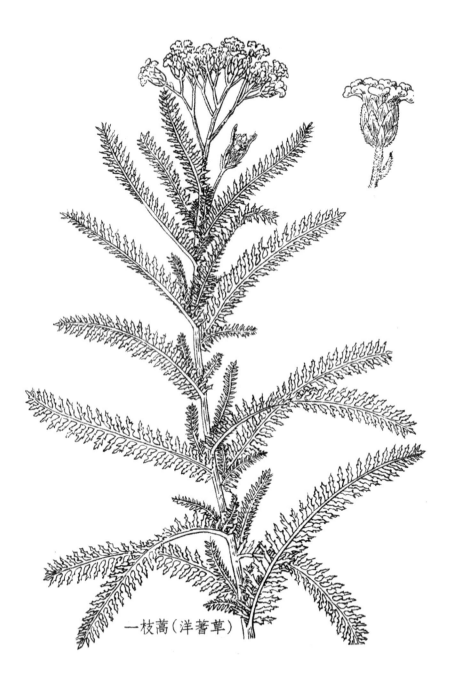

一枝蒿（洋蓍草）

1949

新 中 国
地 方 中 草 药
文 献 研 究
(1949—1979年)

1979

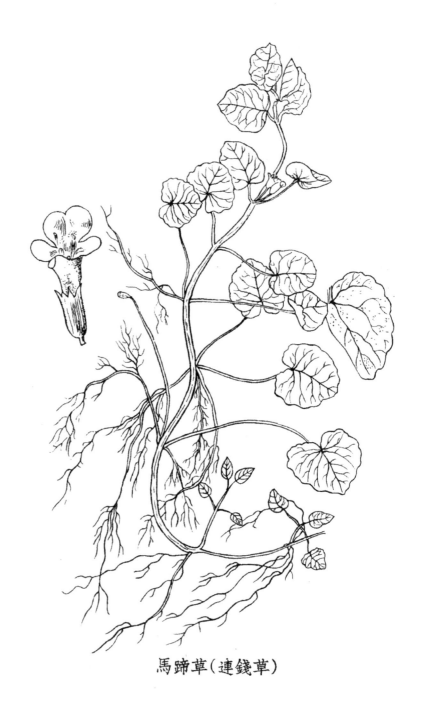

馬蹄草（連錢草）

中草医药经验交流 8

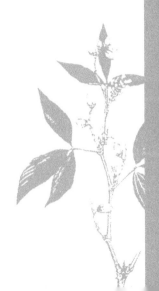

提 要

湖北中医学院教育组编。

1970 年 8 月印刷。32 开本。共 25 页，其中目录 1 页，正文 22 页，插页 2 页。

平装本。

本书介绍了治疗痢疾的方剂 4 个；治疗痢疾、肠炎的方剂 1 个；治疗急性胃肠炎的方剂 3 个。本书按方药、制法、服法对每方进行介绍，并对部分方剂中所用中草药做了介绍，按别名、产地、科属、形态进行叙述。附有主要中草药的图谱。

中草医药经验交流

湖北中医学院教育○○○組編

1970.8

目　录

· 白 页 ·

湖北省██████在武汉市举办
毛泽东思想統帅中草医葯学习班

在伟大领袖毛主席**"备战、备荒、为人民"**的伟大战略方针和光辉《六·二六指示》指引下，在省████关怀和指导下，省████民政卫生局举办的，来自全省各地、市、县、区、社、队千余名卫生人员参加的省中草医药学习班，于七月九日在武汉正式开始，七月十八日胜利结束，历时十天。这是██████贯彻落实毛主席光辉《六·二六指示》的重大活动，是毛主席无产阶级卫生路线的伟大胜利。

学习班学员认真学习了伟大领袖毛主席亲自批示"照办"的，██领导同志和省████民卫局负责同志还向学员们多次作了重要指示，受到很大启发和教育。全体学员，特别是赤脚医生，一致认为能光荣地参加这次学习班，是毛主席对全省贫下中农和广大卫生工作人员最大的关怀，最大的爱护，最大的鞭策。

1949

新 中 国
地 方 中 草 药
文 献 研 究
(1949—1979年)

1979

全体学员深刻认识到搞不搞中草医药群众运动，▓▓▓▓▓▓▓▓
▓▓▓▓▓▓▓▓▓▓▓▓▓▓▓▓▓▓▓▓▓▓▓▓▓▓▓▓▓▓▓▓
▓▓▓▓▓▓▓▓▓▓▓▓▓▓▓▓▓▓▓▓▓▓▓▓▓▓▓▓▓▓▓▓
▓▓▓▓▓▓▓▓▓▓▓▓▓▓▓▓▓▓▓▓▓▓▓▓▓▓▓是落实毛主席
光辉《六·二六指示》，巩固合作医疗制度，培养赤脚医生，
发展中国医药学，彻底改变农村"一无医，二无药"的面貌，
多快好省地发展社会主义卫生事业的最好途径。

学习期间，全体学员参观了"省中草医药成就展览会"和总
后企业部第一职工医院大搞中草医药的先进典型事迹，并举行
了活学活用毛泽东思想讲用大会，进行了群众性的"献方献宝"
活动。通过互相学习，互相促进，全面地检阅了全省中草医药
群众运动的新成就，总结和交流了以中草医药为主的新医疗法
和中西结合的新经验。使全体学员进一步解放了思想，树立了
雄心，要为全面落实毛主席**"备战、备荒、为人民"**的伟大战
略方针和光辉《六·二六指示》，▓▓▓▓▓▓▓▓▓▓▓▓▓▓▓▓
更广泛、更深入、更持久地开展中草医药群众运动▓▓▓▓▓▓▓
▓▓▓▓▓▓▓▓▓▓▓▓▓▓▓▓▓▓▓▓▓▓▓▓▓▓▓▓▓▓▓▓
▓▓▓▓▓▓▓▓▓▓▓▓▓▓▓▓▓！
▓▓▓▓▓▓▓▓▓▓▓▓▓▓▓▓▓▓▓▓▓▓▓▓▓▓▓▓▓▓▓▓
▓▓▓▓▓▓▓▓▓▓▓▓▓▓▓▓▓▓▓▓▓▓▓▓▓▓▓▓▓▓▓▓
▓▓▓▓▓▓▓▓▓▓▓▓▓▓▓▓▓▓▓▓▓▓▓▓▓▓▓▓▓▓▓▓
▓▓▓▓▓▓▓▓▓▓▓▓▓▓▓▓▓▓▓▓▓▓

湖北中医学院教育▓▓组

2

大搞中草医葯群众运动
巩固发展合作医疗制度

当阳县跑马公社

当阳县跑马公社，是一个丘陵起伏、交通闭塞的偏僻地区。
▓▓▓▓▓▓▓▓▓▓▓▓▓▓▓广大贫下中农、▓▓▓干部和医务人员
在毛主席关于"**备战、备荒、为人民**"的伟大战略方针指引下，
放手发动群众，▓▓▓▓▓▓▓▓自力更生，土法上马，就地取
材，广泛开展了土医草药群众运动，为巩固和发展合作医疗制
度作出了新贡献。

提高群众觉悟　办好合作医疗

3

1949

新 中 国
地方中草药
文 献 研 究
(1949—1979年)

1979

中、西、草医会诊，采用中、西、草、针综合疗法，一个多月就治好了。

一年来，跑马公社由于认真贯彻毛主席对卫生工作的一系列指示，大力开展"一把草，一根针"的群防群治运动，一九六九年节约了合作医疗费用二千五百元，有效地巩固和发展了合作医疗制度，大大增强广大社员的健康水平，促进了革命、生产的发展，公社粮食总产量增长百分之十，有四个大队的粮食跨过了纲要。他们决心沿着毛主席指引的方向继续革命，作出更新更大的成绩，为伟大领袖毛主席争光，为伟大的社会主义祖国争光。

（省民卫局供稿，本刊略有删节）

6

讓中草医葯发揚光大

驻湖北中医学院工宣队革命大批判组

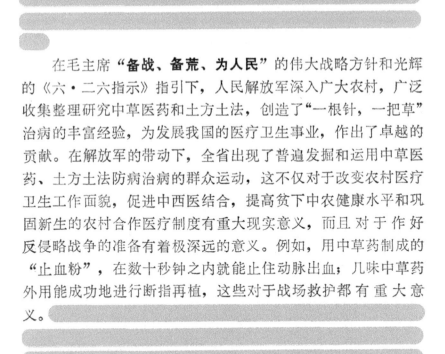

在毛主席**"备战、备荒、为人民"**的伟大战略方针和光辉的《六·二六指示》指引下，人民解放军深入广大农村，广泛收集整理研究中草医药和土方土法，创造了"一根针，一把草"治病的丰富经验，为发展我国的医疗卫生事业，作出了卓越的贡献。在解放军的带动下，全省出现了普遍发掘和运用中草医药、土方土法防病治病的群众运动，这不仅对于改变农村医疗卫生工作面貌，促进中西医结合，提高贫下中农健康水平和巩固新生的农村合作医疗制度有重大现实意义，而且对于作好反侵略战争的准备有着极深远的意义。例如，用中草药制成的"止血粉"，在数十秒钟之内就能止住动脉出血；几味中草药外用能成功地进行断指再植，这些对于战场救护都有重大意义。

1949

新 中 国
地方中草药
文 献 研 究
(1949—1979年)

1979

针刺麻醉的成功和推广为医学外科打开了新的境界。所有这些惊人的成就，充分说明用毛泽东思想武装起来的我国广大工农兵群众有无限的创造力，中国医药学是一个取之不尽的伟大宝库。

中国医药学是我国人民几千年同疾病作斗争的经验总结，它包含了丰富的理论知识和实践经验，几千年来我国人民就是依靠中草医药防病治病。中草医药对中华民族的繁衍有着伟大的贡献，它是在长期的实践中被证明确实行之有效的。这是中国人民长期与疾病作斗争创造出来的灿烂的古代文化的一部分，是祖国宝贵的遗产。

8

贫下中农赞中草药

草医草药真是好，防治疾病不可少，
中医西医结合好，卫生战线红旗飘。

自力更生好，土方草药离不了，
自采、自制又自用，勤俭办医疗。

有土就有草，有草就有药，
认得路边草，治病是个宝。

9

1949

新 中 国
地 方 中 草 药
文 献 研 究
(1949—1979年)

1979

治 痢 疾 方（一）

方　药：鲜马齿苋半斤。

制　法：洗净切碎，加冷开水一杯，捣烂绞汁，加糖适量。

服　法：一天分三次服。

馬 齿 苋

别　名：瓜子菜，马牙菜，马齿菜。

产　地：常生在田边、草地及路旁潮湿地。我省各地都有生长。

科　属：马齿苋科马齿苋属。

形　态：一年生草本，全体肥厚，多汁，茎紫红色，全草味酸；叶互生，形似瓜子；花小，淡黄色，果象小坛子，成熟时盖脱落，种子散出。

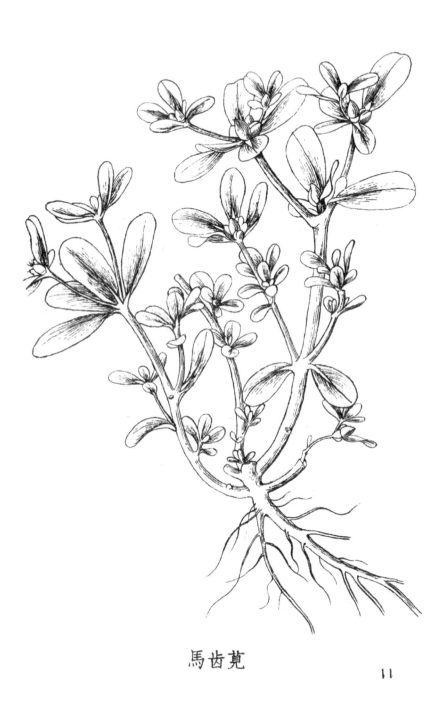

馬齿苋

一一

1949

新 中 国
地 方 中 草 药
文 献 研 究
(1949—1979年)

1979

治 痢 疾 方（二）

方　药：鲜铁苋菜四两（干品二两），洗净切碎。

服　法：加水浓煎，去渣，分三次服，一天服完。

> 注：本方来自麻城县。經当地治疗13例痢疾患者，
> 效果良好。

铁 苋 菜

别　名：人苋，海蚌含珠，簸斗装珍珠。

产　地：多生在草地、村旁、路旁。我省各地都有生长。

科　属：大戟科铁苋菜属。

形　态：一年生小草，高三寸至一尺，茎有直稜；叶互生，椭圆形；花小，淡红色，公花（雄花）集成穗状，母花（雌花）生在蚌壳状内的苞片内，所以又叫海蚌含珠；果小，三角状半圆形。

12

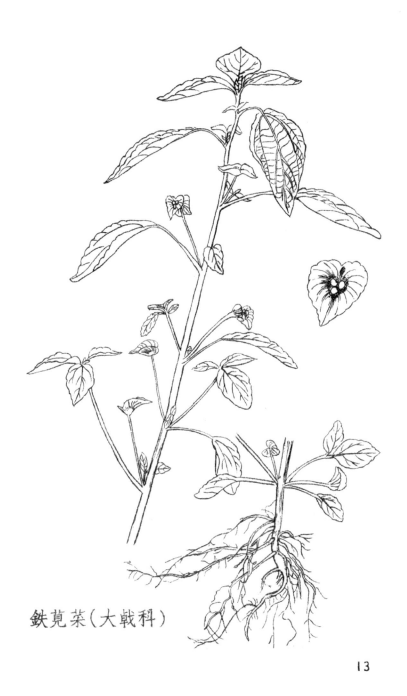

铁苋菜（大戟科）

13

1949

新 中 国
地 方 中 草 药
文 献 研 究
(1949—1979年)

1979

治 痢 疾 方（三）

方　药：鲜奶汁草一大把。

制　法：洗净，加冷开水一碗，捣烂绞汁，加糖适量，炖热。

服　法：一天分两次服完。

奶 汁 草

别　名：地锦草，血见愁，小飞扬。

产　地：常生在田边、路旁、房前屋后、草地。我省各地都有
　　　　生长。

科　属：大戟科大戟属。

形　态：一年生小草，茎分枝多，细弱，趴在地上，通常红
　　　　色，折断后有白浆流出；叶对生，椭圆形；花小，黄
　　　　色。

14

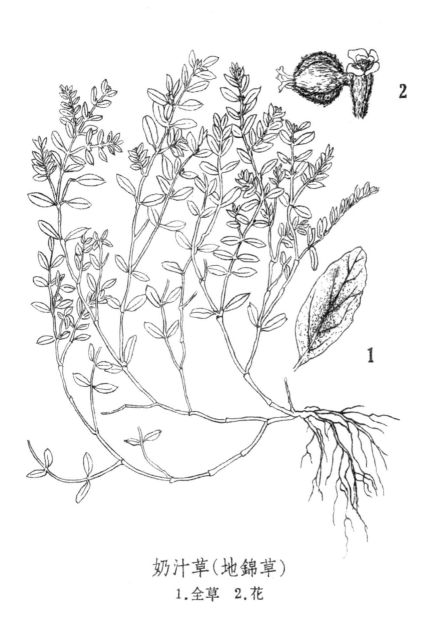

奶汁草（地锦草）

1.全草　2.花

15

1949

新　中　国
地 方 中 草 药
文　献　研　究
(1949—1979年)

1979

治 痢 疾 方（四）

方　药： 仙鹤草一两。

服　法： 加水浓煎，一天分三次服。

> **注：** 本方来自崇阳县。竹山、竹谿两县农村亦常采
> 用本方治疗痢疾。

仙　鹤　草

别　名： 龙芽草。

产　地： 多生在山野、路旁阴湿处。我省各地都有生长。

科　属： 蔷薇科龙芽草属。

形　态： 多年生草本，茎直立，高一至三尺，全草有黄色粗
毛；叶互生，叶片由多数大小不等的小叶排成羽毛
状，小叶卵形，边缘有粗锯齿；花小，黄色，五瓣，
集生枝顶成穗状。

16

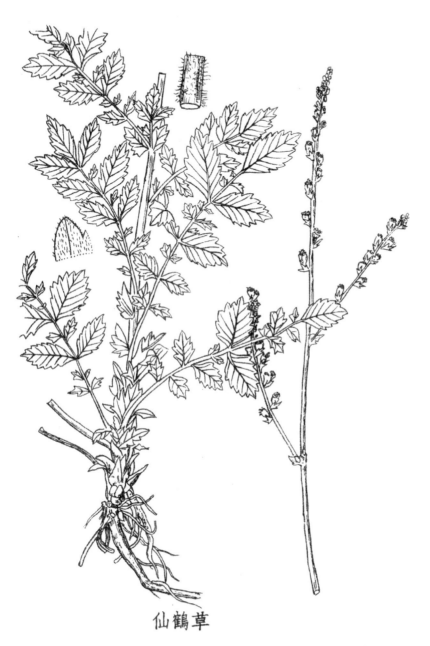

仙鹤草

17

1949

新 中 国
地 方 中 草 药
文 献 研 究
(1949—1979年)

1979

治痢疾、肠炎方（五）

方　药：鲜腹泻草全草二两（干品一两）。

服　法：洗净，加水浓煎，去渣，取药液，赤痢加白糖，白痢
加红糖冲服。一天分两次服。

> **注**：本方来自黄梅县。经当地治疗48例痢疾、肠炎患
> 者，效果良好。

腹　泻　草

别　名：铺地蜈蚣，黄毛耳草。

产　地：常生在山野、田间、坡地、路旁。我省各地都有生长。

科　属：茜草科二叶葎属。

形　态：多年生草本，茎趴地生长，细软，节下生根；叶对
生，叶片椭圆形，绿色，老叶带紫兰色，茎叶都有毛
茸；夏天开淡紫色小花；果实成熟时开裂。

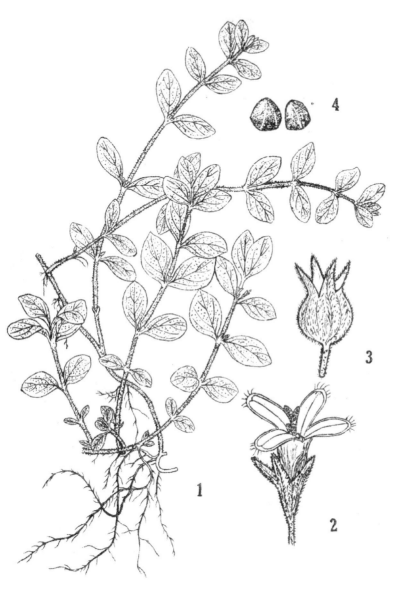

腹泻草（黄毛耳草）

1.全草　2.花　3.果　4.种子

19

1949

新 中 国
地 方 中 草 药
文 献 研 究
(1949—1979年)

1979

治急性胃腸炎方（一）

方　药：鲜马蓼草叶一把。

服　法：洗净，煎水服或开水泡服。

> **注**：本方来自麻城县。經該县龟山茶塲卫生院治疗
> 19例急性胃腸炎患者，效果良好。

馬　蓼　草

别　名：红蓼，辣蓼，水蓼。

产　地：多生在路旁、田边、沟边、湿地。我省各地都有生长。

科　属：蓼科蓼属。

形　态：一年生草本，高尺余，茎红色，节膨大；叶互生，象柳叶，叶上常有人字形黑纹，揉碎有辛辣气；花小，淡红色，成穗状；果实三角形。

20

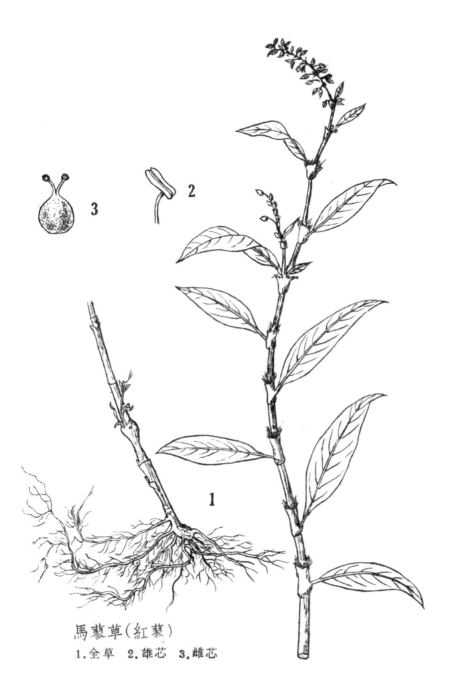

馬蓼草（紅蓼）

1.全草 2.雄芯 3.雌芯

1949

新　中　国
地　方　中　草　药
文　献　研　究
(1949—1979年)

1979

治急性胃腸炎方（二）

方　药：陈茶叶一两　　萝卜子二两　　大米四两　　红糖一两

制　法：前三味放锅内同炒至米成黄色，加水三碗煮至一碗，去渣，取药液，乘热加入红糖搅化。

服　法：乘温一次服下。

> **注**：本方来源于宜昌县。經当地治疗近50例急性胃腸炎患者，效果良好。

治急性胃腸炎方（三）

方　药：大蒜七个　　灶心土一块　　生姜五钱

服　法：水煎热服，一天三次。

> **注**：本方来自保康县。适用于上吐下泻口不渴、尿不黃、吐泻物沒有酸臭气味的病人。經当地治疗２０例急性胃腸炎患者，效果良好。

中草医药经验交流 10

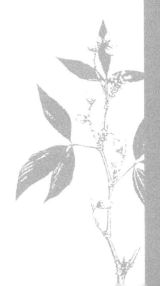

提　要

湖北中医学院教育组编。

1970 年 8 月印刷。32 开本。共 35 页，其中目录 1 页，正文 31 页，编后 1 页，插页 2 页。平装本。

本书开篇就讲到疾病，分别介绍流行性感冒、黄疸型传染性肝炎、痢疾、疟疾、流行性乙型脑炎、钩端螺旋体病 6 种疾病的处方，并从方药、服法两方面对每方进行论述。后附中草药图 10 余幅。

中草医药经验交流

10

湖北中医学院教育████組編

1970. 8

目　　录

· 白 页 ·

流 行 性 感 冒

方 药1 麦冬根 二花藤等量 薄荷少许
服 法 水煎，一天喝一次，每次喝一碗。

  本省三线某工地，70年4日上旬"流感"流行，经用上方三至五天后，"流感"发病率由25.1%下降到2％。

方 药2 野菊花全草（嫩的较好）一把 鱼腥草一两
   二花藤一两
服 法 上药加水五百毫升，煎至约二百毫升，每次服二十至四十毫升，一天三次。

  本省保康县官斗公社69、70年"流感"流行期间，发病率达总人数的86%。经用上方在四个大队进行预防，三天控制了"流感"流行，发病率下降至2％，"流感"患者服此药后，一天即可控制症状，两天可痊愈。

方 药3 车前草 马鞭稍 茅根 水竹叶 野菊花
   桑叶各等量
服 法 水煎当茶喝。

  本省秭归县太平公社今春用此方预防流感二千多人次，效果良好。

1949
新　中　国
地方中草药
文献研究
(1949—1979年)
1979

方　药 4　　贯众

服　法　　水煎服，成人每天三钱，分二次服。小儿酌减。

方　药 5　　大蒜

服　法　　大蒜捣烂绞汁，蒜汁一份，加水九份即成10％的大蒜液。每天滴鼻三、五次，一次一滴，连滴三天。或大蒜五钱，加水四十毫升，捣烂取汁，加白糖少许，分二次服，连服五天。

方　药 6　　紫草三钱　大葱头三个　葛根三钱　生姜二钱

服　法　　煎水，当茶喝，连服三至五天。也可治疗"流感"。

方　药 7　　苍术　贯众　各三钱

服　法　　煎水，当茶喝。

方　药 8　　贯众十斤　二花八两　甘草四两　黄芩一斤

服　法　　上药加水三十倍（即三百六十斤），煎后当茶饮。此方为四百人的服量。

方　药 9　　夏枯草三钱　灯芯草五钱　车前草五钱　金银花一两（用藤亦可）

服　法　　水煎服，每天一付，小儿酌减。服药期间少吃动物油。
　　　　　本省崇阳县用此方预防、治疗"流感"五百例，效果显著。

2

方　药10　板兰根一两　羌活三錢
服　法　水煎服，一天三次。

方　药11　大青叶一两　板兰根一两
服　法　水煎服，一天三、四次。

方　药12　金银花一两　连翘八錢　贯众一两　甘草二錢
　　　　　薄荷三錢
服　法　水煎服，一天三次。

方　药13　贯众五錢　薄荷二錢
服　法　水煎服，一天三次。

方　药14　葛根三錢　大青叶五錢　绿豆二两
服　法　先煮绿豆，再入二药共煎，温服，一天三次。

方　药15　银花一两　连翘八錢　荆芥三錢
服　法　水煎服，一天三次。

3

1949

新 中 国
地 方 中 草 药
文 献 研 究
(1949—1979年)

1979

黄 疸 型 传 染 性 肝 炎

方 药 1　海金砂根四两

服 法　上药加水浓煎，加白糖五錢，分两次服完。

急性期发烧，上药加茵陈一两，银花五錢，连翘五錢，柴胡四錢同煎。

我院附属医院用此方治急性黄疸型肝炎十二例，效果较好。

方 药 2　金钟茵陈（普通茵陈亦可）

服 法　金钟茵陈一至二两，同鸡蛋煮至蛋色变黑，去药吃鸡蛋，每天吃二至三个，直至病愈。如无鸡蛋，煎药当茶喝亦可。

服药期间禁食荤、腥、辛辣等物。

本省黄岗县贾庙区治疗二十余例，效果较好。

方 药 3　威灵仙根三两，研成细末

服 法　每次用药末三錢，鸡蛋一个搅匀，用菜油或香油煎熟吃，一天三次，连服三天。服药后忌食猪、牛肉及酸辣食物。

本省英山县用此方治十五例急性黄疸型肝炎，其中十四例痊愈。

方 药 4　黄胆草（贯叶连翘）

服 法　鲜黄胆草二两加水三百毫升，煎至约六十毫升，分

4

早、中、晚三次服，每天一剂，黄疸消退后继续服三、五天。

本省武昌县郑家店公社用此方治黄疸型肝炎五例，一般三、五天黄疸消退，疗效较好。

方　药 5　三叉剑草三至五钱

服　法　三叉剑草三至五钱，同猪肉适量共煮，吃肉喝汤，一天服完。

圻春县用此方治疗急性黄疸型肝炎病人甚多，经调查八例，疗效良好。

方　药 6　茵陈一两　四叶萍（又名田字草）一两　酸菜苣根五两

服　法　水煎成黑色，加红糖少许冲服，一天三次，饭后服。可连服三、五剂。服药期间，禁食荤腥食物。

本省浠水县用此方治黄疸型肝炎五百多例，疗效显著。

方　药 7　紫参二两　糯稻草根一两

服　法　上药放瓦罐内加水 800 毫升，浸泡十五分钟后，煎开半小时，倒出药汁，再加水 500 毫升，煎开半小时，倒出药汁。两次药汁合并，浓缩至 200 毫升，加白糖适量，分二次服。

南京军区总医院医务处，用此方治疗急慢性肝炎患者一百零六例，疗效很好，该方有明显的退黄、利尿及降转氨酶作用。

5

1949

新　中　国
地 方 中 草 药
文 献 研 究
(1949—1979年)

1979

方　药 8　茵陈　蒲公英各一两
服　法　水煎服，一天三次。

方　药 9　茵陈二两　栀子二錢　柴胡二錢　甘草二錢　大枣
　　　　　十枚　板兰根一两
服　法　水煎服，一天三次。

方　药10　茵陈二两　大枣十枚　小蓟五錢　白茅根二两
服　法　水煎服，一天三次。

方　药11　蒲公英一两　车前草一两
　　　　　洗净，加开水少量捣烂绞汁。
服　法　先用温开水冲服明矾末二分，约半小时至一小时后，
　　　　　再服此药汁，每天一次。

方　药12　茵陈一两　败酱五錢　板兰根一两
服　法　水煎服，一天三次。
外治法 1　鲜毛茛全草适量。将毛茛搓软，敷于病人一侧上臂
　　　　　三角肌部，起泡后取下，将泡刺破使水流出，再用
　　　　　鲜蒲公英一把捣烂敷上。
　　　 2　鲜毛茛一小把　捣烂敷在太渊，列缺或內关穴处，
　　　　　起泡后，用针刺破流出黄水。
针　刺：
取　穴 1　合谷，足三里，阳陵泉，太冲，不容，期门，章门。
　　　 2　曲池，阳陵泉，三阴交，中封，涌泉，至阳，肝俞，
　　　　　胆俞。

6

每日一组，轮换针刺。

操 作 强刺激，留针15—30′钟。

我院附属医院用此方治疗急性黄疸型肝炎15例，效果良好。

痢 疾

方 药1 鲜马齿苋半斤，洗净切细，或干马齿苋三两

发烧重，加金银花二两

服 法 水煎，一天分三次服。也可当菜吃，作预防。

方 药2 鲜铁苋菜半斤（干品二两），洗净切碎。

服 法 加水浓煎，分三次服，一天服完。

本方来自麻城县。经当地治疗十三例疾患者，效果良好。

方 药3 旱莲草四两

服 法 水煎服，一天一付。

我院附属医院用此方治疗痢疾，效果良好。

方 药4 鲜苦瓜根三两（干品二两）

服 法 水煎，加糖适量，分三、四次服。

本省黄梅县用此方治赤白痢五十多例，疗效良好。

7

1949

新 中 国
地 方 中 草 药
文 献 研 究
(1949—1979年)

1979

方　药5　　水红辣蓼一斤

服　法　　　　辣蓼根茎洗净，加水一千毫升，煎成五百毫升，每次服三十毫升，一天三、四次。

　　　　　　武汉市第二医院用此方治菌痢、急性胃肠炎三十例，疗效良好。

方　药6　　大蒜二两（独蒜更好）。

服　法　　捣烂，加水一小杯，绞汁，加糖适量。一天分四次服。

方　药7　　金银花二两　黄连三錢　白头翁一两

服　法　　水煎服，一天三次

方　药8　　黄连四錢　广木香二錢

服　法　　上药共研细末；每次一錢，开水冲服，一天三次。

方　药9　　鲜奶汁草一大把

服　法　　洗净，捣烂，加冷开水一碗绞汁，加糖适量，燉热。一天两次服完。

方　药10　仙鹤草一两。

服　法　　加水浓煎，一天分三次服。

　　　　　　本省崇阳、竹山、竹谿等县农村常采用本方治疗痢疾。疗效较好。

針　刺：

穴　位　　天枢（双）　止泻（脐下二寸半）足三里（双）

8

若伴有发烧则加合谷、曲池（双）；里急后重
则加三阴交（双）、太冲（双）

针　法　重刺激，一天针一至二次，留针二十到三十分钟。

疟　疾

方　药1　米醋五十毫升　苏打四克
服　法　疟疾发作前一小时冲服，连服二天。其他时间服，
效果不好。

方　药2　常山一斤　草果一斤　艾叶三两
服　法　上药晒干研末，炼蜜为丸，每服三钱，于发疟前约
四小时、二小时各服一次，热服。

　　本省嘉鱼县渔岳双合防治所用此方治疗疟疾二
百多例，效果较好。

方　药3　巴豆四粒　黑膏药二张
用　法　巴豆去壳捣烂，放在黑膏药中，于疟疾发作前约半
天贴大椎与内关穴处，至起泡时去掉。

　　本省嘉鱼县渔岳新生防治所用此方治疟疾四百

9

1949

新　中　国
地 方 中 草 药
文　献　研　究
(1949—1979年)

1979

例，在观察的六十五例，一次治愈者三十五例；二次治愈者二十九例；一例无效。巴豆有剧毒，切勿入口。

方　药4　大蒜（独蒜更好）七、八瓣，去皮捣烂，加白糖适量拌匀。

服　法　在疟疾发作前二小时服下，连服三、四天。

针　刺：　针疟门，大椎，间使，合谷。在疟疾发作前约一小时扎针。病人仰卧，进针后每10至15分钟捻针一次，捻针强度逐步加大。如扎针时疟疾发作，应加强捻针强度；如仍不止，应取针下次再扎。

流 行 性 乙 型 脑 炎

方　药1　复方板兰根注射液

处　方　连翘一两　板兰根二两　大青叶一两　二花一两
竹叶柴胡一两　生地一两　玄参二两

制作方法

水煎：上方加水六倍，煮沸一小时，压滤，收集滤液，药渣再加水六倍量，煮沸半小时压滤，合并两次滤液；

浓缩：于100℃以下浓缩以上煎液至1：2浓度（即每毫升含2克生药）；

醇沉淀：按比例将以上浓缩液慢慢加入市售94%醇中，充分搅拌，使药液醇浓度达83—84%（每100毫升浓

缩药液需830—840毫升市售94%醇），静置，滤纸
（或绸布）过滤，得澄明滤液；

回收醇：常压回收醇至接受器中无醇滴出，倒出药液，于
水浴上敞口，赶尽至无明显醇味；

水溶解：用注射蒸馏水溶解以上糖浆状药物，拌加水至
1∶1浓度（即每毫升含一克生药），冷后用滤纸过
滤；

活性炭处理：以上水溶液加0.5%药用炭，搅拌并加温至
70°—80℃半小时，冷却，滤纸过滤；

调酸碱度：用10%新配NaOH调药液酸碱度至PH8—8.5

灌封：药液先用滤纸过滤，再用4号玻璃漏斗或砂滤泵抽
滤，灌封于20毫升安瓶或250毫升盐水瓶中。

消毒：100℃蒸气（常压煮沸）消毒四十分钟。

检查：①澄明度检查，②热源试验，③细菌培养。
检查合格后即可标记为"100%复方板兰根注射液"
备用。

用　法：每日以每公斤体重十二克（生药）剂量，静脉或肌
肉给药，试用于治疗乙型脑炎。

说明：①为控制热源，制作过程以醇沉淀。以下步骤需更
加严格，所用容器皆需洗净后用蒸馏水冲洗，操
作时间尽量缩短。

②用酒精表测得之醇度受温度影响很大，若在三十
度气温测量需以实测数减三度计算。

③为使疗效提高，可试将剂量酌情加大。

本方如无条件制成针剂，也可用水煎内服，一
天三次。

11

1949

新　中　国
地 方 中 草 药
文　献　研　究
(1949—1979年)

1979

方　药 2　　大青叶五錢至一两　板兰根一至二两　银花三至五
錢　连翘三至五錢　淡豆豉四至六錢　牛蒡子三至
四錢　薄荷叶（后入）一至二錢

服　法　　水煎，分两次服，幼儿酌减。如病重，可日服二剂。

本方适用"乙脑"发热、无汗、头痛、嗜睡，
或恶寒、微汗、口微苦、项强、烦躁、轻度惊跳和
抽搐等症状。

加减法：湿盛者，症见身热不高（38℃—39℃），
胸腹胀闷、恶心、嗜睡、苔白腻等，加厚朴二錢、
半夏三錢、藿香、佩兰各三至四錢。

神识昏迷者，选用紫雪丹、牛黄丸、苏合香丸。

方　药 3　　生石膏三至五两　知母三至五錢　大青叶五錢至一
两　板兰根一至二两　玄参三至五錢　丹皮三至五
錢　竹叶心一至二錢　连翘心二至三錢　人中黄二
至四錢

服　法　　同上。

本方适用于高烧、头痛、项强、口渴、烦躁、
神识昏糊等症。

方　药 4　　生石膏二至四两　知母三至五錢　鲜生地一至二两
大青叶一至二两　板兰根一至二两　紫草五錢至一
两　玄参三至五錢　丹皮二至三錢　赤芍三至五錢
连翘三至五錢　栀子三至五錢

服　法　　同上
本方适用高热、抽搐惊厥、昏迷等症。

12

方　药 5　全蝎一两　蜈蚣一两　僵蚕二两　天麻一两
服　　法　上药共研细末。本方治疗"乙脑"抽搐。可与汤药
　　　　　一起服，每服三至五分。严重的抽搐惊厥可先服一
　　　　　钱，以后每隔四至六小时，服三至五分。
方　药 6　蚯蚓五条，皂矾六分，共研碎。
用　　法　敷在病孩头顶囟门上，用纱布，胶布固定。可贴敷
　　　　　一昼夜。
　　　　　　本方适用于治疗"乙脑"高热。

钩 端 螺 旋 体 病

方　药 1　土茯苓一至二两（鲜品半斤）
服　　法　水煎当茶喝。
　　　　　可作预防

方　药 2　大青叶。5 岁以下，每岁每次一钱；6 — 8 岁，每
　　　　　次 6 钱；9 — 10，每次 7 钱；11—12岁，每次 8
　　　　　钱；12以上每次 9 钱至一两。成年人每次一两至一
　　　　　两五钱。
服　　法　水煎加白糖少许温服，每天 4 — 8 次。

方　药 3　银花四钱　连翘四钱　黄芩四钱　苡仁四钱
　　　　　厚朴二钱　蔻仁二钱
服　　法　水煎服，一日一剂。

1949

新 中 国
地方中草药
文 献 研 究
(1949—1979年)

1979

出血加赤芍五錢　　元参五錢　　生卜黄五錢；黄
疸加茵陈一两　　黄柏四錢。

方　药 4　生石膏五錢　　川连一錢　　栀子　三錢　　鲜竹叶二钱
黄　芩三錢　　知母三錢　　鲜芦根一两　　银　花五錢
连翘五錢　　淡豆豉三錢

加减法：表证重，加荆芥　薄荷　牛蒡子；咳
血痰或鼻衄，加白茅根一两　桑皮三錢。

服　法　水煎服，一天三次。

本方适用于钩端螺旋体病胃热偏盛，发病较
急，开始即头痛，身痛，恶寒发热，或但热不寒，
或热多寒少，口渴思饮，心烦尿黄，自汗或无汗，
或兼有咳嗽气急，咳血，鼻衄，舌质红，苔白薄干
燥或微腻，脉象洪数或弦数。

方　药 5　杏仁三錢　　苡仁三錢　　叩仁二錢　　厚朴二錢　　法夏
三錢　　藿香三錢　　淡竹叶二錢

加减法：午后热甚，加银花　连翘　滑石　芦
根；小便短黄或腹泻便稀加通草、泽泻。

服　法　水煎服，一天三次。

本方适用于钩端螺旋体病发病较缓，头重头昏，
身痛，恶寒发热，或寒多热少，无汗或汗后复热，
腿软无力，胸闷不饥，口不渴或渴不思饮，间有呕
吐腹泻，舌苔白润或厚腻，脉濡细，或濡缓。

14

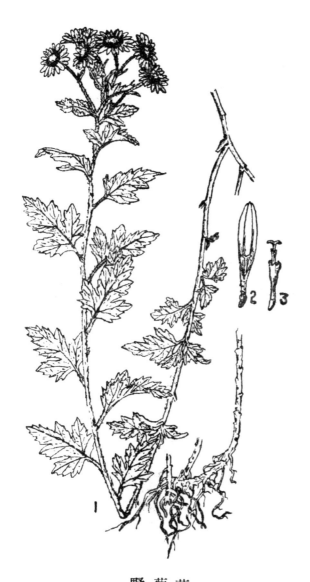

野 菊 花

1．全草；2．舌状花冠；3．管状花冠。

15

1949

新 中 国
地 方 中 草 药
文 献 研 究
(1949—1979年)

1979

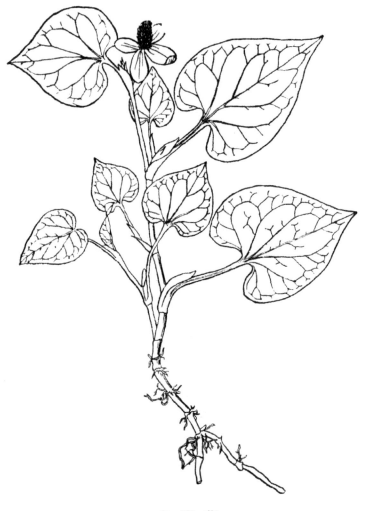

鱼 腥 草

16

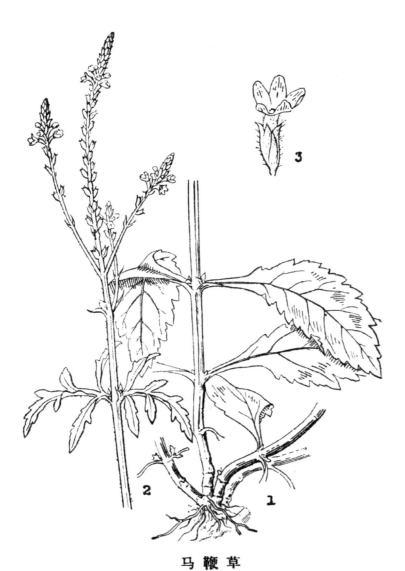

马鞭草

1．植物下部； 2．植物上部； 3．花。

17

1949

新　中　国
地方中草药
文　献　研　究
(1949—1979年)

1979

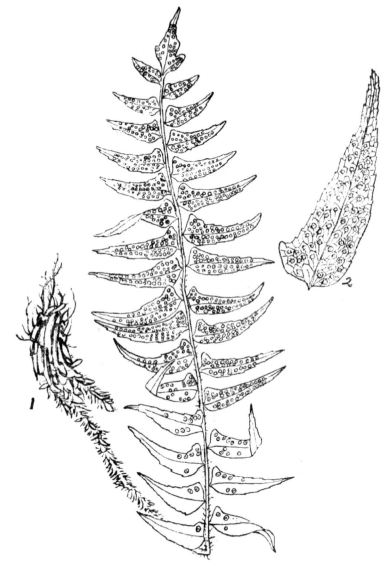

贯众　1．全草；2．叶。

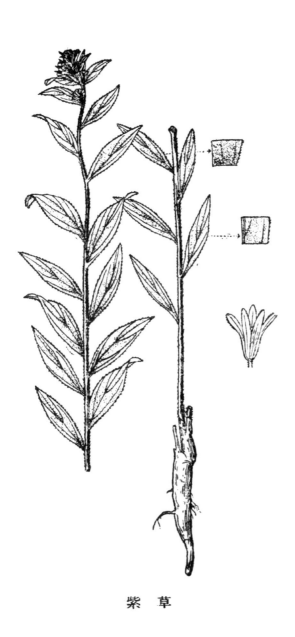

紫 草

19

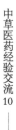

1949

新 中 国
地 方 中 草 药
文 献 研 究
(1949—1979年)

1979

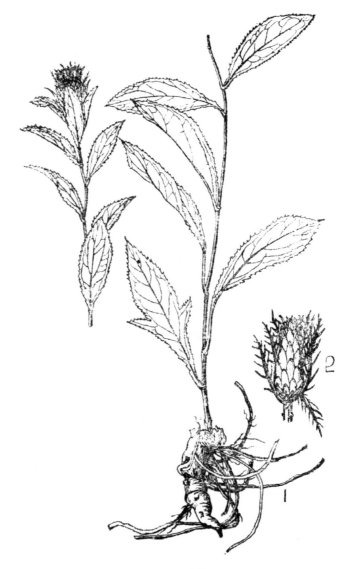

苍 朮　1．全草；2．头状花。

20

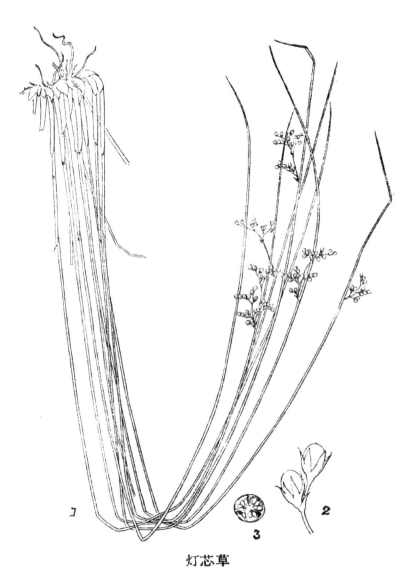

灯芯草

1．全草；2．果实；3．果实横剖面。

21

1949

新 中 国
地方中草药
文 献 研 究
(1949—1979年)

1979

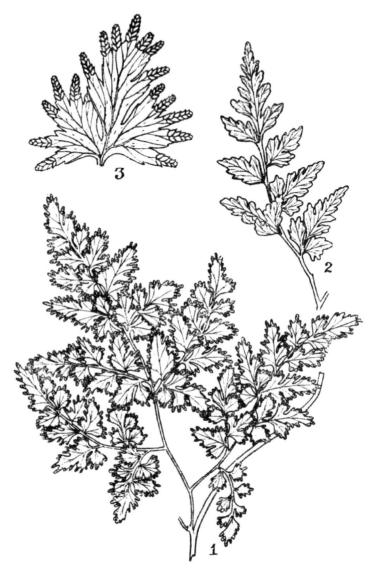

海金砂　1．地上茎及生孢子囊之叶；2．不生孢子
囊叶；3．生孢子囊叶放大。

22

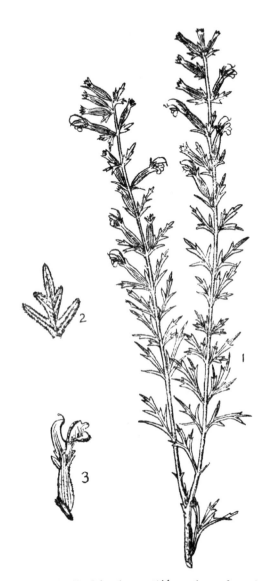

阴行草（金钟茵陈）1．花枝；2．叶；3．花。

23

1949

新 中 国
地方中草药
文 献 研 究
(1949—1979年)

1979

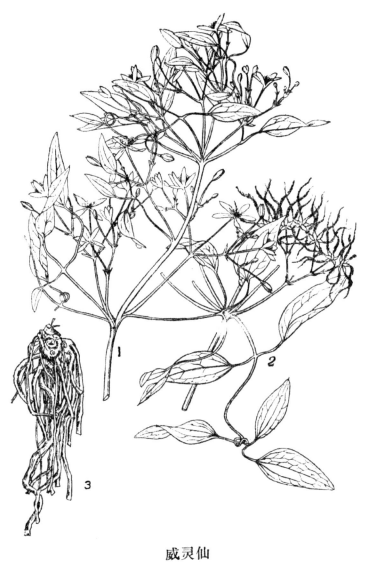

威灵仙
1．花枝；　2．果枝；　3．根。

24

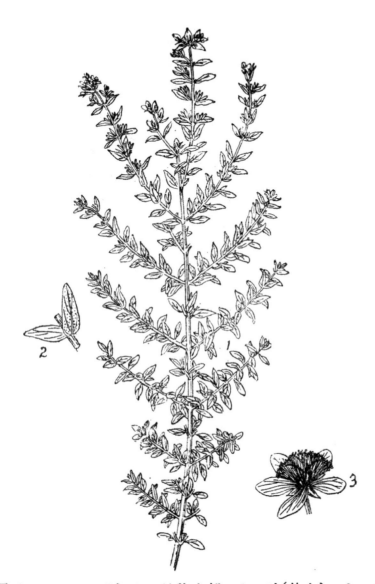

贯叶连翘（黄胆草）1．植物上部；2．叶（放大）；3．花。

25

1949
新 中 国
地方中草药
文 献 研 究
(1949—1979年)
1979

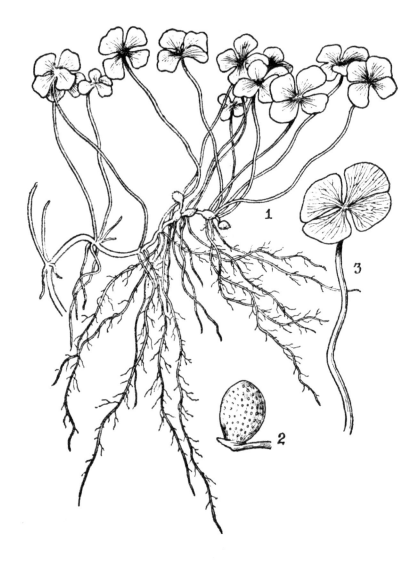

四 叶 萍

1．全草；2．子囊果放大；3．叶。

26

286

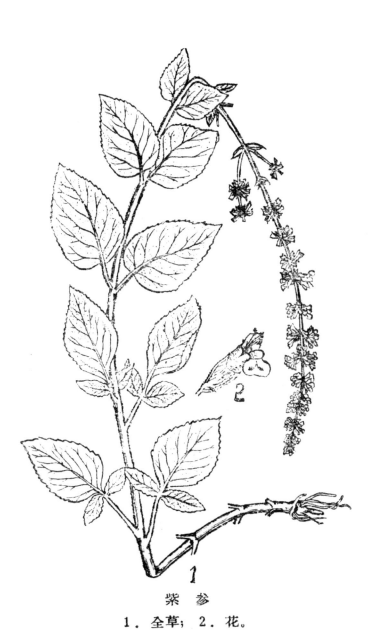

紫参

1．全草；2．花。

27

1949
新 中 国
地 方 中 草 药
文 献 研 究
(1949—1979年)
1979

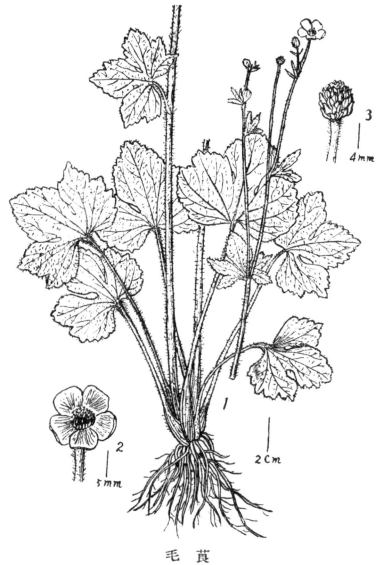

毛 茛

1. 全草；2. 花；3. 果。

28

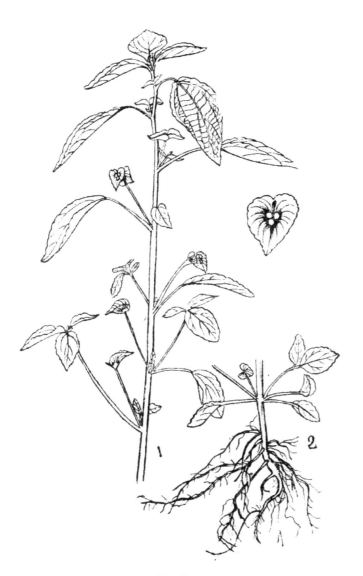

铁苋菜
1．果枝；2．根。

29

1949

新　中　国
地方中草药
文　献　研　究
(1949—1979年)

1979

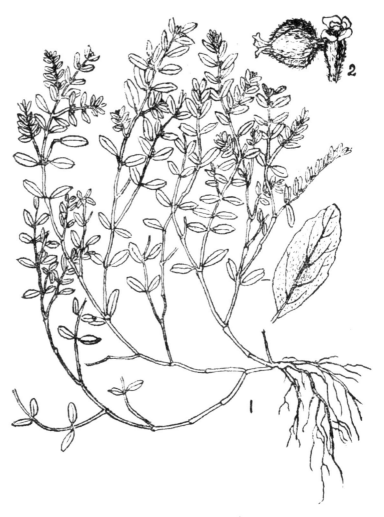

奶汁草（地锦草）

1．全草；　2．花。

30

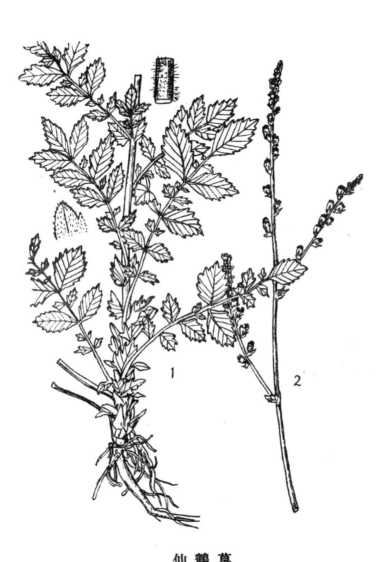

仙 鹤 草

1．植物下部； 2．花枝．

31

中草医药经验交流 11

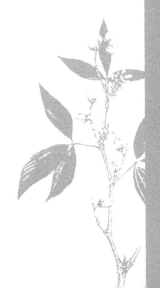

提 要

湖北中医学院教育组编。

1970年9月出版。共14页，其中目录1页，正文12页，插页1页。药物黑白绘图3幅。平装本。

　　本书文字简明扼要，介绍了9个验方，多为外用方，其中有治下肢溃疡方1个、治顽癣方2个、治癞痢头方1个、治湿疹方1个、治荨麻疹方1个、跌打损伤止痛方1个、消炎抗菌方1个和治神经性皮炎、湿疹、牛皮癣方1个。以上处方多为外用单味药方，且所用药物多有毒性。书中亦详述了斑蝥、星宿菜、鱼腥草3味中药的别名、科属、分布、形态，并附有绘图。其中星宿菜和鱼腥草的内容更为详尽。

中草医药经验交流

湖北中医学院教育组编

1970.9

目　　录

1949
新　中　国
地方中草药
文　献　研　究
(1949—1979年)
1979

· 白　页 ·

大力推广中草药

毛主席教导我们"**中国医药学是一个伟大的宝库，应当努力发掘，加以提高。**"在毛主席《六·二六指示》的光辉照耀下，目前在全国范围内一个大搞中草医药的群众运动正在蓬勃开展。"**风展红旗如画**"，形势一片大好。

1

1949

新　中　国
地 方 中 草 药
文 献 研 究
(1949—1979年)

1979

中国医药学是我国人民数千年来同疾病作斗争的经验结晶，对我国人民的健康和民族的繁荣昌盛作出了卓越的贡献，这是历史证明了的事实。　　　　　　中国医药学得到蓬勃发展和迅速提高，中草药防治疾病取得了显著成效，攻下了一个又一个的难关，变"不治之症"为可治之症。只要我们看一看省中草医药成就展览，就会认识到怀疑的态度是毫无根据的。

同时，中草医药的大力开展，大大促进了广大农村合作医疗的巩固和发展。　　　　　　中草医药越来越显示出了它强大的生命力，在为人民防病治病中放射出更加灿烂的光辉。

努力发掘和积极推广中草医药是战备的需要，是进一步落实毛主席关于"**备战、备荒、为人民**"的重要措施。

大力推动中草医药群众运动的深入发展，为创立我国独特的新医药学而努力奋斗。

2

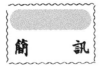

湖北中医学院組織教育　　小分队
深入农村、厂矿，开展教育　　實踐

遵循伟大领袖毛主席关于　　　　　　"把医疗卫生工作的重点放到农村去"的伟大教导，湖北中医学院在工人、解放军毛泽东思想宣传队的领导下，组成了五个　　　小分队，分赴三个专区五个点的农村和厂矿基层，开展教育　　的实践活动。小分队有工人、解放军战士参加，由学校的教职员、干部和医院职工组成。小分队以两个"决议"为纲，以《五·七指示》和《六·二六指示》为指针，　　使知识分子在工人阶级领导下走与工农兵结合的道路，在政治上接受再教育，在业务上进行再学习。小分队将通过向工农兵学习，在基层开展医学教育和医疗工作，为彻底改革医学教育摸索经验　　　　　　　　　　　　。

3

1949

新　中　国
地方中草药
文　献　研　究
(1949—1979年)

1979

治下肢溃疡方

方　药　破胶鞋。（此方名胶灰灵）

用　法　将破胶鞋烧灰加棉油或菜油适量调成糊状，先用茶叶水将伤口洗净再涂药。

注： 本方来自麻城县。当地先后治疗下肢溃疡36例，35例治愈，一般半月至一月可愈。

武汉医学院第一附属医院，总后企业部第一职工医院临床观察5例，病程有八月到十八年的，最大溃疡面7×9公分，其中一例三年的下肢溃疡，用药3次即愈，其他4例，有2例换药一周已接近愈合，2例明显好转。

治顽癣方

方　药　1.杉木油。

制　法　取碗一个，用线索把碗口捆成"十"字形，后用卫生纸盖碗口，上放干杉木锯末，堆成塔状，从尖端点火燃烧，待火烧至接近卫生纸时，即除去灰烬和残余锯末，取碗中杉木油用。

用　法　用时先将癣面洗净，用刀片刮去痂皮，再在癣上面铺一层很薄的棉花，用火或烧红的木炭稍烘一下，取下棉花，将杉木油搽上。

注：本省五峰县用此方治疗顽癣病人20例，效果良好。

方　药2.砒霜一两　枯矾五钱　斑蝥五钱　白醋一斤

用　法　将上药前三味入醋泡七天，装瓶中备用。用时将瓶摇动，以棉花蘸药液搽患处，三天一次，连搽三次即可，若有复发，则按此法再次使用。砒霜、斑蝥有毒，忌入口。

本省建始县用此方治疗顽癣100余例，疗效达90%以上。

治 癞 痢 头 方

方　药　蜂房一个　蜈蚣二条　明矾适量

用　法　明矾研末，入蜂房孔中，连同蜈蚣置瓦片上小火烤焦，共研细末，麻油调匀外搽。

注：本省崇阳县治疗癞痢头，近期疗效达90%。

治 湿 疹 方

方　药　硫磺三两　枯矾三两　煅石膏一斤　冰片五分
青黛一两

5

1949

新 中 国
地 方 中 草 药
文 献 研 究
(1949—1979年)

1979

用　法　上药共研为细末，用瓷瓶收贮，用时以菜油调搽患处。每日搽二次。

　　注：本省武昌县用此方治疗湿疹病人达千余例，效果显著。一般连搽三天即愈。

治 荨 麻 疹 方

方　药　鲜鱼腥草适量（干品效果差）。

用　法　上药捣烂揉擦患处。

　　本省鹤峰县芹草坪药材场用此法治疗荨麻疹100余例，边擦边消，确有良效。恩施地区中草药研究小组试用3例，均用药一次即愈。

跌 打 损 伤 止 痛 方

方　药　止痛草。

用　法　按伤处大小取鲜草三至五两捣烂外敷。

　　注：本省广济县用此方治疗跌打损伤病人20例，其中骨折3例，外敷此药后，止痛效果显著。

6

消 炎 抗 菌 方

方　药　地苦胆。

主　治　各种炎症（急、慢性扁桃体炎。咽峡炎、口腔炎、乳腺炎、腮腺炎、淋巴结炎、急性菌痢、肠胃炎、兰尾炎、疗疮以及扭伤、局部红肿等）。

用　法　内服：每日三次，每次二至三钱，用开水泡服。

外敷：研末，量不拘多少。

注：本省恩施地区矿厂医院从69年10月起至今，用本方共治疗各种炎症500余例，有效率达90%以上。

治神經性皮炎、湿疹、牛皮癣方

方　药　雄黄三钱　硫磺三钱　轻粉一钱

制　法　上药放入勺子里，在火上熔化成稀糊状倒出，冷却即成。

用　法　用粗瓷碗放适量水或醋，将药块在碗内磨擦出药汁，再用干净毛笔或鸡毛蘸药汁搽患处。

注：本方来自保康县，治疗数十例效果良好。

7

1949

新 中 国
地 方 中 草 药
文 献 研 究
(1949—1979年)

1979

斑 蝥

别　名：斑毛、花斑毛、老虎斑毛。

科　属：地胆科斑蝥属动物斑蝥。

分　布：五至九月间 多 成 群 取食豆类、瓜类的叶和花，为害农作物。我省有生长。

形　态：虫体长椭圆形，长五分至一寸，黑色，密生细毛。头较小，有触角一对，复眼一对。背面有翅两对隆起，蓝黑色，有三条明显桔黄色横带纹。腹面有足三对。

星 宿 菜

别　名：止痛草，红根草。

科　属：报春花科排草属。

分　布：生在山坡，路旁及溪边草丛中。我省各地都有生长。

形　态：多年生草本，全株无毛。根肉质，红色，茎圆柱形，叶互生，长圆状披针形。花小，白色，在顶端排成穗状。果

8

圆球形,顶端有棒状宿存的花柱,果柄短于果的两倍。

药用部分: 全草。

采集加工: 夏秋采集,洗净,晒干,切段备用。鲜用随用随采。

性味作用: 辛微涩,平。活血调经,消肿散瘀。

鱼 腥 草

别　　名: 蕺菜,折儿根,臭菜。

科　　属: 三白草科鱼腥草属。

分　　布: 生在塘边,沟边,林边的阴湿处。我省各地都有生长。

形　　态: 多年生草本,高1—2尺,茎的下部趴地,节上生根,全草有鱼腥味;叶互生,像荞叶,背面略带紫红色;花小,淡黄色,生在茎顶,排成穗状,下面有四片白色花瓣状的苞片。

药用部分: 全草。

采集加工: 夏秋采集,洗净,晒干备用或鲜用。

性味作用: 酸,辛,微寒。清热解毒,利水。

9

1949

新　中　国
地 方 中 草 药
文　献　研　究
(1949—1979年)

1979

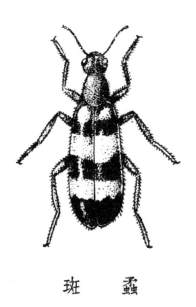

班　蝥

10

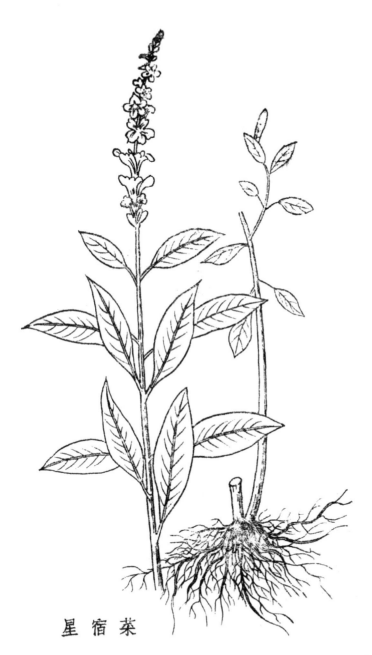

星宿菜

11

1949

新 中 国
地 方 中 草 药
文 献 研 究
(1949—1979年)

1979

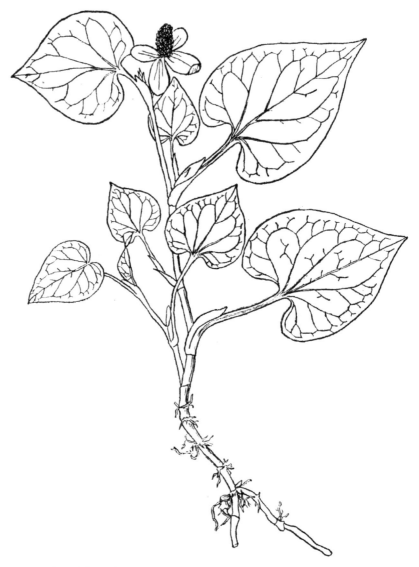

魚腥草

12

中草医药经验交流 12

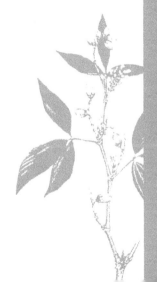

提　要

湖北中医学院教育组编。

1970 年 10 月印刷。32 开本。共 18 页，其中目录 1 页，正文 16 页，插页 1 页。

平装本。

本书讲了治百日咳方、治小儿脐风（破伤风）方、治小儿遗尿方、治腮腺炎方、治小儿夏季热方。每类方下列方剂若干，每个方剂包括方药、服法两方面内容。本书对方剂中主要的中草药也做了介绍，包括别名、科属、分布、形态、药用部分、采收季节等内容，并附有药物绘图。

中草医药经验交流

12

湖北中医学院教育　　组編

1970.10

· 白 页 ·

目　录

1949

新 中 国
地 方 中 草 药
文 献 研 究
(1949—1979年)

1979

治 百 日 咳 方

方 药 1 菜子七根

制 法 鲜菜子七根洗净、晒干，研细末备用。

服 法 小儿每天三至五钱，以适量蜂蜜和温开水拌匀，分三次服。成人用量加倍（鲜品和干品均可作煎剂服，但用鲜品量应酌增）。

注：本省宜昌、长阳等县用此方治疗百日咳多例，一般三天治愈。服药后略有味口不适，食欲下降，别无其他不良反应。

方 药 2 爬树的小青蛙

制 法 将小青蛙在瓦片上焙干至深黄色，研末备用。

服 法 第一天用青蛙一只，一次服完。第二天、三天用青蛙二只，均一次服完。

注：本省黄梅、钟祥地方医院和民间广泛使用此方治疗百日咳、慢性气管炎，效果良好。一般服药二至三天痊愈。

方 药 3 水蜈蚣

服 法 取水蜈蚣干品一两，水煎，去渣，加糖适量，分三次服。

注：本省黄冈县宋埠坳公社卫生所，用本方治疗百日咳五例，效果较好。

方 药 4 贯叶蓼

服 法 将鲜贯叶蓼一两，洗净微炒，加淡水酒和冰糖，炖开

4

当茶喝。每日一剂。

　　注：赣州市中医院用此方治疗百日咳七例，效果甚佳。其特点是疗效确实，止咳快，采用简易，无副作用。

治小儿脐风（破伤风）方

方　药1　癞蛤蟆肝一分　僵蚕一分　雄黄五厘。

服　法　将癞蛤蟆肝置于瓦片上焙干，同僵蚕、雄黄共研细末。每日服三次，每次一分。（十天以内婴儿量）。

　　　　注：本省京山县用此方治疗新生儿脐风二例，均服药二次痊愈。

方　药2　蜈蚣一条　全虫一个　青黛五分　胆草三分

　　　　川贝五分　白芍一钱　甘草一分

服　法　用铁锈水（浓汁、沾了油的铁不行）一碗，煎上药，一天服五、六次，每次二毫升。

　　　　注：本省长阳县龙潭坪公社卫生所用此方治小儿脐风，抽搐，痰涎涌盛，撮口昏迷四十多例，效果较好。

方　药3　活蝉六个　僵蚕六个　勾藤一钱五分　薄荷五分

服　法　将活蝉、僵蚕各二个放入一竹筒内，将筒口封闭，阴干后，再将蝉、僵蚕从筒内取出，放瓦片上焙干研细末，与勾藤、薄荷同煎服，每天三次。一个竹筒内的活蝉、僵蚕各二个为一天量。

5

1949

新 中 国
地 方 中 草 药
文 献 研 究
(1949—1979年)

1979

治 小 儿 遗 尿 方

方 药 1　黑黄豆一斤至二斤

制 法　将黑黄豆放在童便中，浸泡至豆皮有皱纹取出，用锅炒熟。

服 法　每次吃一小把（一至二两），每日二至三次。

　　　　注：本省南漳县用此方治疗小儿遗尿四十余例，效果较好。

方 药 2　海螵蛸三钱　盐炒故子三钱　复盆子四钱　兔丝子四钱　盐炒益智仁三钱　元肉四钱（无元肉也可）

服 法　水煎服，每日一剂。

　　　　注：本省保康县用此方治疗小儿夜尿二十多例，一般二至三剂见效。

治 腮 腺 炎 方

方 药 1　土牛膝根适量

用 法　将土牛膝根捣烂敷患处。并用全草适量，水煎内服。

　　　　注：武汉市黎明卫生院用此方治腮腺炎三十多例，疗效显著。

方 药 2　千粒老鼠屎（肺经草）

服 法　取鲜根五钱至一两，水煎服，每日二次。小儿腮腺炎

6

用鲜根煮鸡蛋，只吃鸡蛋即可。

注：本省广济县荆竹公社，于69年用此方治疗腮腺炎五百余例，均在二至三天痊愈。

治 小 儿 夏 季 热 方

方 药 小叶金钱草

用 法 用鲜草一至二两，加冷开水适量，绞汁内服。

注：本省通山县用此方治疗二例小儿夏季热，效果良好。

1949

新 中 国
地 方 中 草 药
文 献 研 究
(1949—1979年)

1979

白 花 碎 米 荠

别　　名　菜子七。

科　　属　十字花科碎米荠属。

分　　布　生在山区路边、田野阴湿处。我省西部山区有生长。

形　　态　二年生草本，全草有毛。叶互生，叶片由五至七片小叶排成羽状，小叶片卵状广披针形，基部歪斜，边缘有不规则粗锯齿。花大，白色，排成总状花序，顶生。长角果线形，种子多数。

药用部分　根。

采　　期　秋季采挖。

肺 筋 草（肺經草）

别　　名　千粒老鼠屎、蛆根草、粉条儿菜、金线吊白米。

科　　属　百合科肺筋草属。

分　　布　生在山坡、草地、丘陵地带。我省各地都有生长。

形　　态　多年生草本，根茎短，须根细长，生有多数细块根，弯曲，白色如蛆，又象白米。叶从根部丛生，线形。花白色或淡红色，多数，排成穗状，生在花茎顶端。果椭圆形。

药用部分　带根的全草。

采　　期　夏、秋采挖。

8

水　蜈　蚣

别　　名　球头草、水莎草、三莱草。

科　　属　莎草科水蜈蚣属。

分　　布　生在田边、路旁、沟边、洼地、山坡阴湿处。我省
　　　　　　各地都有生长。

形　　态　多年生草本，全草有芳香气，根茎细长有节，横生，
　　　　　　形如蜈蚣。地上茎直立，三棱柱状。叶线形，质柔
　　　　　　软。花绿色或白色，头状花序球形，下有狭长叶状
　　　　　　苞片三片，所以又叫三莱草。

药用部分　全草。

采　　期　夏、秋采收。

小　金　錢　草

别　　名　破铜钱、天胡荽、满天星。

科　　属　伞形科天胡荽属。

分　　布　生在田埂、路边、沟边阴湿处。我省各 地 都 有 生
　　　　　　长。

形　　态　多年生趴地小草，茎细，节上生根。叶互生，有长
　　　　　　柄，叶片圆心形，边缘浅裂，有钝锯齿，形如破铜
　　　　　　钱。花小，绿白色，几朵生在一起，排成伞形。

药用部分　全草。

采　　期　夏、秋采收。

1949

新 中 国
地 方 中 草 药
文 献 研 究
(1949—1979年)

1979

杠 板 归

别　　名	贯叶蓼、河白草、蛇倒退、急解索。
科　　属	蓼科蓼属。
分　　布	生在村边、坡地、路旁、溪边。我省各地都有生长。
形　　态	多年生牵藤植物，茎有棱，并有钩刺。叶互生，叶片三角形，叶柄生在叶背面（盾状着生），托叶象小叶片，茎从中间穿过，所以又叫贯叶蓼。叶有酸味。花白色或淡红色，排成短穗状。果球形，蓝紫色。种子黑色有光亮。
药用部分	全草。
采　　期	夏、秋采收。

土 牛 膝

别　　名	野牛膝、牛膝。
科　　属	苋科牛膝属。
分　　布	生在山边、路旁。我省各地都有生长。
形　　态	多年生草本，茎直立，节膨大如牛的髂膝。地下根长柱形，肉质，土黄色。叶对生，椭圆形。花小，绿色，排成穗状。果长圆形，内含种子一粒。
药用部分	根。
采　　期	秋、冬挖根。

10

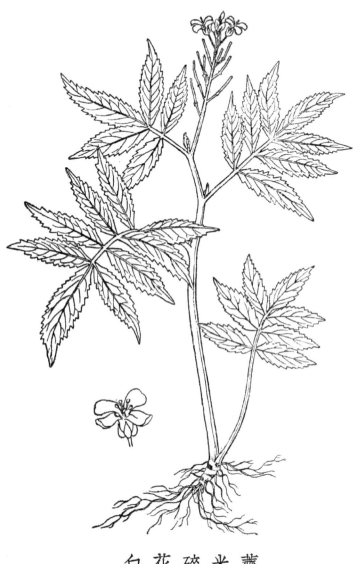

白花碎米荠

11

1949

新 中 国
地方中草药
文 献 研 究
(1949—1979年)

1979

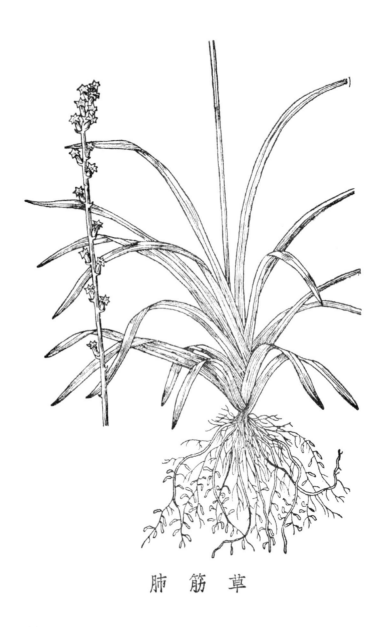

肺 筋 草

12

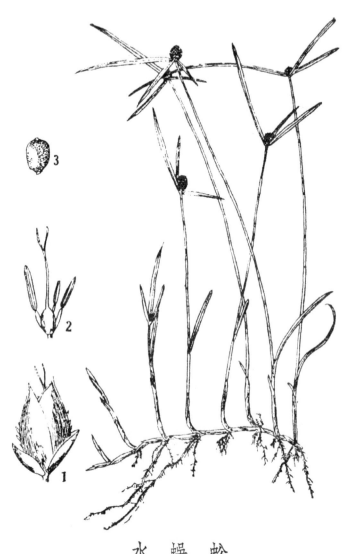

水 蜈 蚣
1.花；2.雄蕊和雌蕊；3.果。

13

1949

新 中 国
地方中草药
文 献 研 究
(1949—1979年)

1979

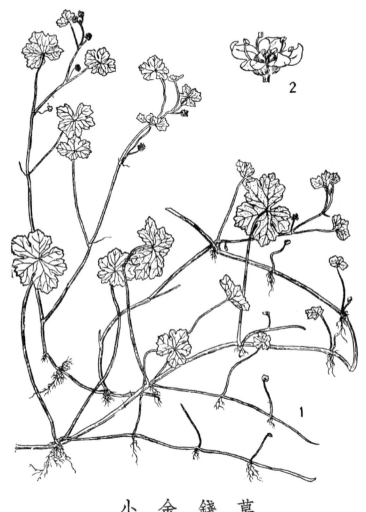

小 金 錢 草

1.植物全形；2.花。

14

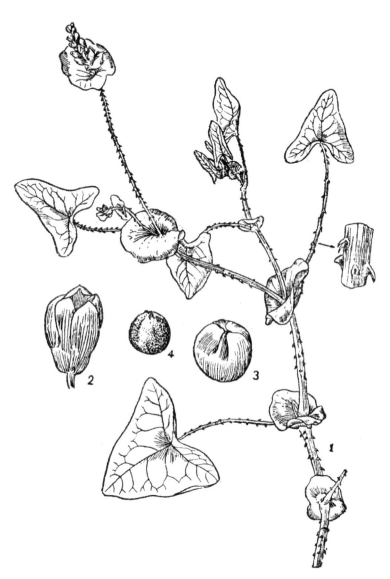

杠 板 归

1.花枝；2.花；3.果(外附多肉的花被)；4.瘦果。

1949

新　中　国
地方中草药
文　献　研　究

(1949—1979年)

1979

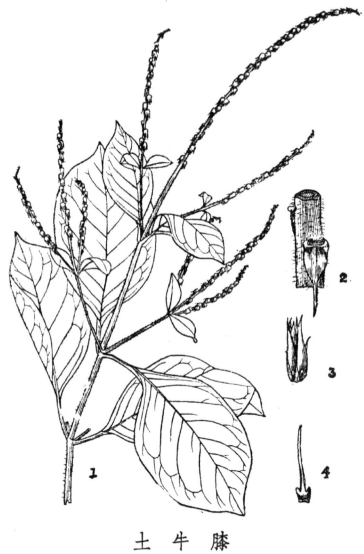

土　牛　膝

1.花枝；2.花梗；3.花；4.小苞。

中草医药经验交流 13

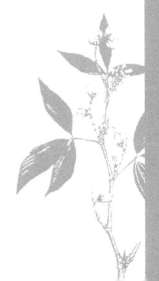

提　要

湖北中医学院教育组编。

1970 年 11 月印刷。32 开本。共 18 页，其中目录 1 页，正文 16 页，插页 1 页。

平装本。

本书介绍了红崩方、白带方、子宫脱垂方共 6 个，从方药（组成）、制法、服法、病例几方面对每方进行介绍。对方中重要的中草药，本书从别名、科属、分布、形态、药用部分、采集加工、性味作用几方面进行介绍，并有药物绘图。书中还介绍了复方连翘注射液的处方、药物处理、制法、用法、复方药味的筛选等内容。

中草医药经验交流

湖北中医学院教育　　組編

1970.11

目　　录

· 白 页 ·

調查研究，总結經驗，
进一步发掘中草医药宝庫

目前，中草医药的群众运动正在蓬勃开展，取得了很大的成绩。但是，我们还做得很不够。中草医药这个伟大宝库蕴藏在人民群众之中，还有许多极可宝贵的经验需要我们继续发掘和提高，我们广大医务工作者应该和工农兵一起，为落实毛主席**"中国医药学是一个伟大的宝库，应当努力发掘，加以提高"**的伟大指示而奋斗。

"人民群众有无限的创造力。"只要我们深入到群众中去，认真寻访，扎扎实实地调查研究，是可以找出许多"宝"来的。例如功能性子宫出血等病，

现在中草医药的群众运动一开展，许多简便的，行之有效的方法就出来了，实践证明，人民群众中本来就存在着许多宝贵经验，只是我们还没有发现，或者没有总结出来罢了。

一些祖传秘方、单方、验方。这就需要我们做深入细致的思想工作，

讲明我们的工作是为人民服务的，启发群众自觉地把"宝"献出来。这样我们就能使更多的好经验、好方法得到推广。

1949
新 中 国
地 方 中 草 药
文 献 研 究
(1949—1979年)
1979

人 的 因 素 第 一

——荆門分队抢救骨折病人紀实

十月二十日，我们刚吃过晚饭，突然一个中年农民背着一个小孩急匆匆地快步走来。同志们敏锐地意识到这是来了**重病**号。大家不约而同的迅速向我们的简陋诊疗室奔去。

只见一个六、七岁的小孩，满脸是血，右手腕处完全变形。一询问，原来是小孩爬树摔伤了。经检查，小孩右手尺桡双骨折，伤势非常严重。怎么办？我们一无骨科医生，二无急救药品，甚至连整复所必需的局部麻醉药品也没有，一句话，条件很差。如硬行整复，必然会给病人带来很大的痛苦，小孩接受不了，就可能引起休克。但是，如不及时抢救，小孩仍有休克的危险。是接受下来，还是推出去？

我们虽然物质条件很差，但物质条件是可以

2

创造和改变的。只要我们充分发挥人的主观能动作用，去创造对于我们有利的条件，促使不利因素向对立面转化，变不利因素为有利因素，我们是可以取得胜利的。

我们用"一分为二"的观点分析了客观条件和有利形势，特别是通过年终四好总评以后，分队所出现的大好　　　形势，同志们坚定了信心，鼓足了勇气，大家一致决定采用针麻整复，小夹板固定。一定要"排除万难，去争取胜利。"

在抢救过程中，

没有小夹板，我们自己动手做；没有分骨纤，我们就地取材，用树皮代替；没有搞过正骨，没有学过针麻，我们干起来再学习。吴绪荣、卢顺德二同志负责针麻，手累得痠痛，他们以毛主席"全心全意地为人民服务"的教导鼓舞自己，为了减轻病人痛苦，一分一秒也不放松，一直坚持到手术完毕。艾利民、熊昌源二同志负责整复，因为病人挫伤严重，手术须费很大的力气，累得满头大汗，两臂发痠，他们遵照毛主席关于两个"极端"的教导，自始至终，紧张而又细心，迅速而又认真地完成了手术。经过四十分钟的战斗，针麻效果很好，整复过程很顺利。为了对病人负责，分队又派人连夜把小孩抬着送到八里外的医院进行透视检查，证明整复良好，大家才算放心。现在小孩的健康正在迅速恢复中。这是毛主席哲学思想的胜利。

通过这一事例，使我们受到了很大教育。我们进一步加深了对毛主席"备战、备荒、为人民"的认识，加深了对"一根针，一把草"防病治病的信念。

3

· 缺 页 ·

紅崩、白帶方 （一）

方 药1 鲜八月炸藤根四两

泡桐树根四两

制 法 上药洗净切细，用猪肥肉半斤同煨（不放盐），以煨烂为度。

服 法 吃肉喝汤，一天二次，分两天服。（在服药时忌食生冷辣物，有气味可加适量白糖）

注：本方来自宜昌地区，用此方治疗红崩白带155人，追访133人，服药3—4副痊愈。湖北中医学院附属医院临床观察二例功能性子宫出血，均服药一副，出血停止。

病 例 ①何××，女，49岁，贫农。在25岁时开始月经不正常，半月或二月来潮一次，量多，呈屋漏水样，持续7—10天干净。经前下肢和两腰区阵发性疼痛约二天，平时白带多，经治疗未见好转。66年元月服上方两剂（一剂服两天半）以后，月经周期、量、色均正常，无痛经现象，白带减少，至今未复发。

②周××，女，50岁，贫农。21岁生一胎后未再生育，61年上半年月经不调，白带多，质稀，呈黄色，恶臭，并且逐渐加重，经多方治疗无效。67年9月，白带中夹有红色，即服上方两剂而愈，后未复发。

5

1949

新 中 国
地 方 中 草 药
文 献 研 究
(1949—1979年)

1979

紅崩、白帶方 （二）

方　药　土冬瓜

服　法　取鲜品去皮，四两至一斤，干者减半。同母鸡一只或瘦肉半斤煮极烂，可放少量盐，分 2—3 次吃。

　　注：本方来自通城县，用此方治疗红崩、白带数百例，治愈率达95％以上，一般服 3—4 副痊愈。湖北中医学院附属医院临床观察二例功能性子宫出血，服药二剂，血止。

病　例　①胡××，女，40岁，白带甚多，医治无效。67年用土冬瓜鲜品一斤，如上法煮食，一次即愈。

　　②黄××，女，48岁，68年患崩漏症一月余，经中、西药治疗不效。用上方一次，显著好转，再服两次痊愈。

紅崩方 （功能性子宫出血）

方　药　海蚌含珠　益母草　仙鹤草　各一两

服　法　上药煎水内服，一日一剂，二次服完，严重者可日服两剂。

　　注：湖北中医学院附属医院用本方治疗功能性子宫出血数十例，一般服药 1—2 副血即止。

6

白　帯　方

方　药　硫黄六钱　鸡蛋六个

服　法　将硫黄研为细末，再将鸡蛋打一小口，倒出少量蛋清后，装入硫黄末一钱，其中三个再放食盐少许，均用面糊封口烧熟，每天早晚各食一个。病轻者，食鸡蛋六个即愈。病重者加食鸡蛋六个。本方对阴道滴虫亦有效，可同时配用蛇床子五钱，硫黄五钱，煎水熏洗。

　　注：本方来自光化县，共治白带 400 余例，疗效达 85%。

子宫脱垂方　（一）

方　药　鳖鱼头 2—3 个

制　法　将鳖鱼头焙干研末备用。

用　法　取药末用水调匀敷于囟门处，药干即换，持续外敷 2—3 天。

　　注：本方来自恩施鹤峰县，用此方治疗十余例，均获痊愈。

病　例　李××，女，29岁，67年7月第三胎生产后，子宫二度脱垂（曾在县医院检查），70年5月20日用上药一剂后又到县医院复查，子宫已完全复位。

7

1949

新 中 国
地 方 中 草 药
文 献 研 究
(1949—1979年)

1979

子宫脱垂方 （二）

方　药　黑鱼头（白前）一两　山茄五钱　山药一两
铁菱角二两　毛木香一两　土大黄五钱　桔梗一两
沙参一两　花粉一两　土牛膝一两

服　法　上药煎水服，一日分二次，连服两日即可。病重者可
继续服。

　　注：本省枝江县，用此方治疗子宫脱垂41例，痊愈
38例，有效率达93％。

病　例　曹××，女，患子宫脱垂病14年，妇科检查，二度脱
垂，服此药八剂痊愈。

8

新 葯 制 作 介 紹
复方连翘注射液简介
（原名"1011"注射液）

一、处　方

银花一两五钱　连翘五钱　板兰根一两　黄连一两

贯众一两　钩屯一两　知母五钱　甘草三钱　龙胆草五钱

生石膏一两

二、药物处理

除银花、连翘、钩屯外，其余均加工成饮片。生石膏研碎后用纱布包起，和其他药物一同煎煮。

三、注射液制法

1. 水煎浓缩：按处方称取生药若干副，煎煮二次。每次加常用水六倍（即一两药加六两水），各煎煮一小时，布滤，合并二次滤液，于100°C浓缩至1：1浓度（即每100毫升药液含100克原生药）。

2. 酒精沉淀：以上1：1浓度之药液加95%酒精，使药液的醇度达85%，充分搅拌，放置4小时以上。过滤，滤液常压回收酒精，并赶尽药中酒精至无酒味。

3. 药用炭处理：以上药物加蒸馏水至1：1浓度，充分放冷后过滤，加0.5%药用炭（每100毫升药液加药用炭0.5克），于70—80°C加热搅拌30分钟，冷后用滤纸过滤。

4. 调节PH：以上药液浓缩至1：2浓度，充分冷却后，加

9

1949

新　中　国
地 方 中 草 药
文　献　研　究
(1949—1979年)

1979

10%氢氧化钠，调至 PH6.8—7.8，然后用滤纸过滤。

5.通过 4 号烗熔玻璃漏斗，灌注安瓿中。

6.流动蒸气灭菌40分钟，标记。可供肌肉注射。

7.检查：以上产品热原试验及澄明度检查合格后，可供静脉注射用。

四、用　法

上法制出注射液浓度为200％（即 100 毫升药液含原生 药 200克）。一般疾病每日肌肉注射两次，每次 5 至 10 毫升，危重疾病（如流脑等）可按每日每公斤体重10克（生药）合于葡萄糖溶液中静脉滴注或酌病情增减。

复方连翘注射液在治疗 464 例各型流脑患者 中，疗 效 达95％以上，药物无毒性反应，除少数病例出现皮疹、药热外，无其他严重副作用。此外对治疗肾盂肾炎、急性扁桃体炎、咽峡炎、金黄色葡萄球菌感染等疾病，亦有良好效果。

五、复方药味的筛选

1.将处方中10味药分别按上法制成10个单味制剂，做微生物敏感试验。结果以连翘、甘草、黄连、板兰根对脑膜炎双球菌的抑制作用最强，银花、钩屯其次。再将10个单味药制剂按处方量合并做微生物敏感试验，效果和原复方 相 似。由此看来，复方中诸药味在煎煮过程中，未发生明显影响药效化学反应。

2.将黄连、连翘、板兰根、甘草、银花、钩屯六味，组成处方，仍按上法制剂，观察微生物敏感试验，对脑膜炎双球菌的抑菌浓度和原复方完全一样。

3.将原方筛去黄连，对脑膜炎双球菌抑菌浓度与原 方 相似。由此看来，在黄连缺乏的情况下，可去黄连。

10

五 叶 木 通

别　　名 八月炸，八月瓜，木通。

科　　属 木通科。

分　　布 生在山地林边，小树丛中或村旁、田野。我省各地
都有生长。

形　　态 多年生缠绕性木质藤本。叶互生，掌状复叶，小叶
五片，排成掌状，小叶倒卵形或椭圆形。花暗紫
色，单性同株。浆果椭圆形，成熟时裂开。

药用部分 根茎及果实。

采集加工 秋季采集，根洗净，晒干，茎切段，晒干，果采摘
后晒干备用。

性味作用 苦寒。解热利尿，通经活络。

　　　　　　注：还有一种三叶木通，小叶三片，功用相似。

铁 苋 菜

别　　名 海蚌含珠，人苋。

科　　属 大戟科。

分　　布 生在草地，村边，路旁。我省各地都有生长。

形　　态 一年生草本，高尺余。叶互生，椭圆形。花小，淡
红色，雄花集成穗状，雌花生在蚌壳状的苞片内，
所以又叫海蚌含珠。果小，三角状半圆形。

药用部分 全草。

采集加工 夏季采集，洗净，切段，晒干备用。

性味作用 微苦，凉。清热利湿，止血。

11

1949

新 中 国
地 方 中 草 药
文 献 研 究
(1949—1979年)

1979

菝葜

别　　名	铁菱角，金刚藤，普贴树。
科　　属	菝葜科。
分　　布	生在山坡，丘陵，或林边。我省各地都有生长。
形　　态	多年生藤本，茎细长，有尖刺。根茎坚硬，不规则的块状，有突出的硬尖，棕黑色。三叶互生，卵形，质硬，叶柄短，常有卷须两条。花小，黄绿色，果球形，多浆，红色。
药用部分	根。
采集加工	全年可挖，洗净，晒干，或切片，用盐水浸泡数小时，蒸熟晒干备用。
性味作用	甘淡凉。解毒消肿，祛风除湿。

寻骨风

别　　名	毛木香，绵毛马兜铃，猫耳朵。
科　　属	马兜铃科。
分　　布	生在向阳山坡、原野草丛中或田埂路旁。我省各地都有生长。
形　　态	多年生草本，茎细长，趴地生长，全草密生白色绵毛。叶互生，圆心形，略似猫耳朵。花暗紫色，弯曲，象歪喇叭。
药用部分	全草或根。
采集加工	夏季开花前采割全草，切段，晒干；秋季挖根，洗净，阴干备用。
性味作用	苦平。祛风湿，通经络。

12

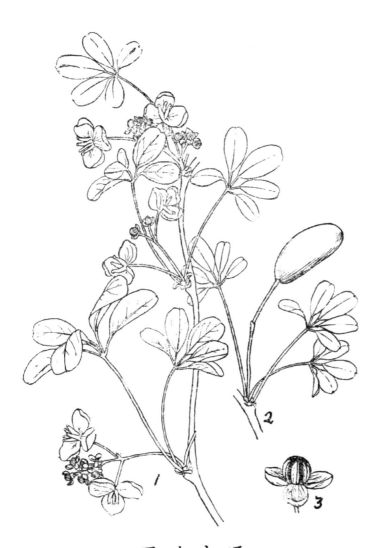

五 叶 木 通
1.花枝；2.果枝；3.花。

13

1949

新　中　国
地方中草药
文　献　研　究
(1949—1979年)

1979

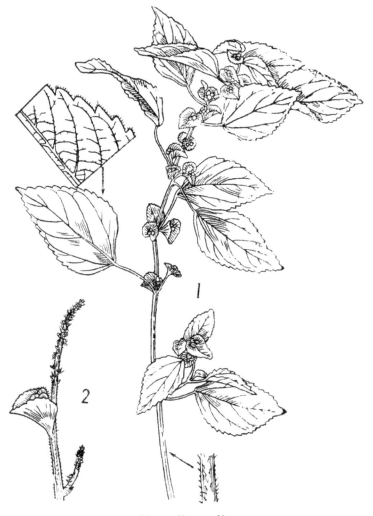

铁　苋　菜
1.果枝；2.花序。

14

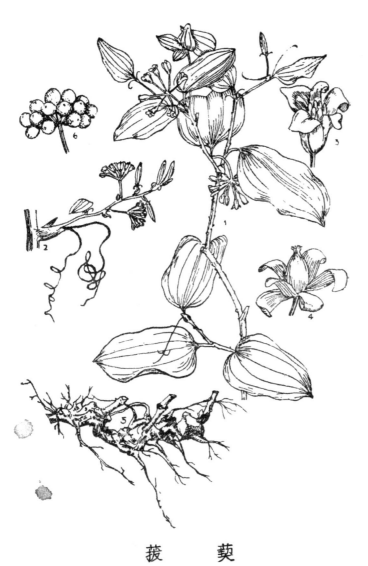

菝葜

1.雄花枝；2.雌花枝；3.雄花；4.雌花；5.根；6.果序。

15

1949

新 中 国
地 方 中 草 药
文 献 研 究
(1949—1979年)

1979

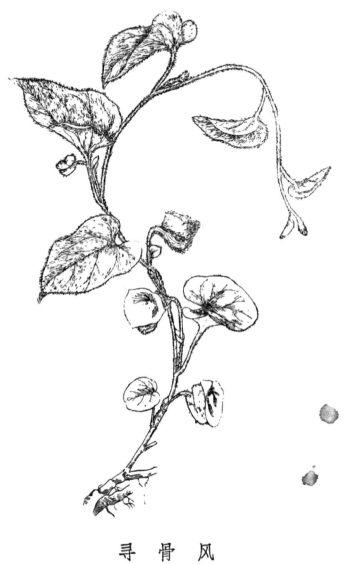

寻 骨 风

16

中草医药经验交流 14

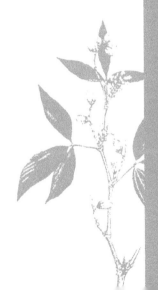

提 要

湖北中医学院教育组编。

1970 年 12 月印刷。32 开本。共 25 页，其中目录 1 页，正文 23 页，插页 1 页。

平装本。

本书讲了 6 种避孕方，从药物、制法、服法 3 方面对每方进行介绍；又讲了 3 种绝育方，从药物、服法、举例 3 方面对每方进行介绍，其中一种为针灸石门穴绝育法；最后讲了鹿衔草、蛇莓、月月红等 11 味方中主要的中草药，介绍了每药的别名、科属、分布、形态、药用部分、采集加工、性味作用。书后附有药物绘图。

中草医药经验交流

$$\boxed{14}$$

湖北中医学院教育████组编

1970.12

目　　录

· 白 页 ·

计 划 生 育

避 孕

方一:

药　物: 鹿衔草（图1）

制　法: 取干品研极细末，水泛为丸，瓶装备用。

服　法: 月经来后，第二天开始服用，连服三天，每天一次，每次三钱。用米酒或温开水送服。当月避孕有效。

　　注: 此方中医学院附属医院正在试用，服此药后下次月经明显减少。

方二:

药　物: 蜗牛七只

制　法: 将活蜗牛砸碎服用或砸碎后焙干备用。

服　法: 月经干净后服一剂（七只），开水冲服。

　　注: 服药一次，可避孕一年。武汉医工所在黄冈地区正在试用观察。

方三:

药　物: 了哥梅100克　白花丹100克　白酒500毫升（也可配40％乙醇代）共制48片。

3

1949

新 中 国
地 方 中 草 药
文 献 研 究
(1949—1979年)

1979

制　法：将上药切碎，晒干。用酒浸十天左右，过滤除渣回
收白酒，浓缩，烘干，加适量辅料压片。（每片相
当生药了哥梅，白花丹各 2 克）

服　法：月经干净后，每晚服四片，连服六天，避孕一月。

注：此方来自海南岛，从去年 11 月至今年 7
月，试用72例，在服药期间，均未受孕。

方四：

药　物：红浮萍（紫萍）一两　桃仁三钱　红油菜子二两
红花三钱

制　法：共研细末，炼蜜为丸，每丸重一钱。

服　法：月经干净后，连服三天，每天二次，每次二丸，开
水送服。如上服法连续三个月，可避孕3—5年。

方五：

药　物：松树（马尾松）嫩尖，截取五寸长的九个，茅根一
两。

服　法：水煎服，月经干净后，服此药一剂。如上服法连续
五个月，可避孕三年。

方六：

药　物：棕树子五粒　紫竹根二两　白酒一两　红糖一两

服　法：水煎服。月经干净后，每天一剂，连服三天，可避
孕一年。

注：以上四、五、六方均来自湖南。

4

絕　育

方一：

药　　物：蛇泡果子　黄荆树根　紫花地丁　灭腊红子
　　　　　　臭牡丹　米鸡腿　毛木香　（寻骨风）
　　　　　　分经草　柴鸡腿　夜关门　气型泡雾子
　　　　　　蛇参（见7期）

服　　法：以上12味药用鲜根各3—5钱，同猪肉半斤炖好后，加糖调味，经前或经后吃肉喝汤。

　　　　　　注：此方来自本省当阳县。

举　　例：①甘××，女，38岁，住当阳县半月区紫盖公社群利大队九小队。生了四胎，65年3月作人工流产后，服此药一剂，至今未孕。

　　　　　　②张××，女，39岁，住当阳县半月区紫盖公社新光大队六小队。生了八胎，69年10月生产后服药一次，至今未孕。

方二：

药　　物：冷水七鲜根五两　棕树根或芯五两

服　　法：将上二药切成小块，和猪肉半斤，炖熟后加糖调味，月经干净后或产后服用，吃肉喝汤。

　　　　　　注：本方来自当阳县王店区双莲公社。

举　　例：邓××，女，34岁，住当阳县半月区跑马公社华山大队三小队，62年服此药后，至今未孕。

　　　　　　注：冷水七即植物鸢尾（鸢尾科）。

5

1949

新 中 国
地 方 中 草 药
文 献 研 究
(1949—1979年)

1979

針灸石門穴絕育法

操作方法： 针石门穴，针深 2 寸左右，刺下有酸麻胀感，顺脐
线向会阴下坠明显为止，每隔 5 分钟提捻一次，留
针20分钟，取针后用鲜生姜一片，放在穴位上，再
用艾灸15分钟。

时　　间： 于月经前三天开始针灸，每天一次，连续三天；再
在月经来潮后第四天开始针灸，每天一次，连续三
天。前后共针灸六次，为一疗程，可达绝育效果。

　　注： 此方来自旅大市卫生局；我省黄冈地区正
在试用。

6

1. 鹿 蹄 草

别　　名： 鹿衔草、破血丹。

科　　属： 鹿蹄草科鹿蹄草属。

分　　布： 生在较高的山地、坡地、林下、岩石阴湿处。我省
　　　　　　山地有生长。

形　　态： 多年生常绿草本，地下茎细长，有棱角，节上有退
　　　　　　化鳞片状小叶及不定根；叶互生，圆形至阔椭圆形，
　　　　　　边缘浅波状或细凸齿，叶面暗绿色，有光泽，背面
　　　　　　及叶柄带紫红色；花白色，顶生总状花序。

药用部分： 全草。

采集加工： 全年可采，洗净，晒干备用。

性味作用： 苦温。强筋壮骨，祛风除湿，活血止血。

2. 蛇 莓

别　　名： 蛇泡果子、三匹风、三爪龙。

科　　属： 蔷薇科蛇莓属。

分　　布： 生在田野、路旁、山坡草地、沟边潮湿处。我省各
　　　　　　地都有生长。

形　　态： 多年生草本，全草密生白色柔毛，茎多数，细长，
　　　　　　趴地生长；叶互生，叶由三小叶组成，小叶片卵圆
　　　　　　形，有锯齿；花黄色五瓣；果由多数小圆果聚集成
　　　　　　半球形，红色。

药用部分： 全草。

采集加工： 全年可采，洗净，晒干备用或鲜用。

7

1949
新 中 国
地方中草药
文 献 研 究
(1949—1979年)
1979

性味作用：甘、淡、凉。清热解毒，祛风止咳。

3. 黄 荆

别　　名：土常山、黄荆条、见敢消。
科　　属：马鞭草科牡荆属。
分　　布：生在山坡、田野、路旁。我省各地都有生长。
形　　态：落叶灌木或小乔木，高6—9尺，小枝四棱形，有灰色绒毛；叶对生，叶由3—5片小叶排成掌状，叶背面粉白色，密生绒毛；花小，淡紫色，集生茎顶成鞭状；果小，棕色。
药用部分：叶。
采集加工：夏季采叶，晒干备用或鲜用。
性味作用：微辛苦平。解表化湿，理气和胃。

4. 米 口 袋

别　　名：紫花地丁、地丁。
科　　属：豆科米口袋属。
分　　布：生在山坡、田间、路旁、草丛中。我省各地有生长。
形　　态：多年生草本，高2—4寸，全草有柔毛，根圆锥状，茎极短；叶由11—21片小叶组成，小叶椭圆形至广椭圆形；花蝶形，紫红色；荚果圆筒状，有柔毛。
药用部分：全草。
采集加工：春季采挖，洗净，晒干备用。
性味作用：苦辛寒。清热解毒。

8

5. 月 月 红

别　　名：灭腊红子、香花刺、七姊妹、蔷薇。

科　　属：蔷薇科蔷薇属。

分　　布：生在路旁、田边、丘陵地带或林下。我省各地都有
生长。

形　　态：蔓生落叶灌木，全植物有刺，叶互生，叶由 5 —11
片小叶排成羽状，小叶片有锯齿，托叶疏齿状，中
部以下与叶柄合生；花白色或红色，芳香，单瓣或
重瓣，生在枝顶排成圆锥花序，果小，球形，红褐
色。还有一种月季花，也叫月月红，亦可入药。

药用部分：根。

采集加工：全年可采挖，洗净，晒干备用或鲜用。

性味作用：微苦涩平。通窍，止血，止痛。

6. 臭 牡 丹

别　　名：臭芙蓉、大红袍、大红花。

科　　属：马鞭草科海洲常山属。

分　　布：生在路旁、田边、山野、村旁。我省各地都有生长。

形　　态：落叶小灌木，高 3 — 6 尺，茎圆柱形，有细毛；叶
对生，叶片阔卵形，边缘有锯齿，有臭气；花玫瑰
色有香气，聚伞花序密集枝顶成头状；浆果球形，
黑紫色。

药用部分：根、茎叶。

采集加工：夏秋采茎叶，秋季挖根，洗净，晒干备用或鲜用。

9

1949

新 中 国
地 方 中 草 药
文 献 研 究
(1949—1979年)

1979

性味作用：苦辛微湿。理脾祛湿，消肿止血。

7. 蛇 含

别　　名：米鸡腿、五皮风、五爪龙。

科　　属：蔷薇科萎陵菜属。

分　　布：生在沟边、路旁阴湿处。我省各地有生长。

形　　态：多年生草本，主根短，侧根须状丛生，茎多数，细长，略匍匐，疏生绢状丝毛；根生叶有长柄，茎生叶较小，柄较短，掌状复叶。生在茎下部的有小叶五片，上部的有小叶三片，小叶椭圆形或狭倒卵形；花小黄色，排列成圆锥状聚伞花序。

药用部分：全草。

采集加工：夏季采挖，洗净晒干备用。

性味作用：苦寒，有小毒。清热，镇痉，利尿。

8. 瓜 子 金

别　　名：分经草、赖马回、小远志。

科　　属：远志科远志属。

分　　布：生在丘陵、坡地、田野草丛中。我省各地都有生长。

形　　态：多年生草本，高5—6寸，有很多分枝；叶互生，卵形，如瓜子；花白略带紫色；果卵状，顶凹陷。

药用部分：全草。

采集加工：夏秋采集，洗净，晒干，扎把备用。

性味作用：甘寒。活血散瘀，化痰止咳。

10

9. 翻 白 草

别　　名：柴鸡腿、鸡腿子、天青地白草。
科　　属：蔷薇科萎陵菜属。
分　　布：生在丘陵、田野、路旁。我省各地都有生长。
形　　态：多年生草本，高数寸至尺余；根肥大，形如鸡腿；叶由 3—11 片小叶组成，小叶片长椭圆形，边缘有粗锯齿，背面密生白色绵毛；花小，黄色，集生茎顶成聚伞花序。
药用部分：全草及根。
采集加工：春夏采集，洗净，晒干备用。
性味作用：微苦寒。清热解毒，利湿止血。

10. 铁 扫 帚

别　　名：夜关门、三叶公母草、蛇药草。
科　　属：豆科胡枝子属。
分　　布：生在山坡、草地、路边和林下。我省各地都有生长。
形　　态：多年生草本，高 2—3 尺，茎有细棱和短毛；叶互生，叶由三小叶组成，小叶片前端平截，中脉伸出成刺状；花蝶形，黄白色，有紫斑，单生或 2—4 朵簇生；果卵圆形。
药用部分：根及全草。
采集加工：夏秋采集，洗净，晒干备用或鲜用。
性味作用：淡平。清热利尿，消积。

1949
新 中 国
地 方 中 草 药
文 献 研 究
(1949—1979年)
1979

11. 桑 寄 生

别　　名：气型泡雾子、藤菜。

科　　属：桑寄生科桑寄生属。

分　　布：寄生在桑树上（寄生在构树、槐树、榆树、柿树、八角枫、樟树等树上的也叫寄生，功用相似）。我省各地都有生长。

形　　态：常绿寄生植物，老枝有淡黄色的突起（皮孔），小枝有铁锈色毛；叶对生或互生，长卵圆形；花紫红色，管状稍弯曲，有毛；果椭圆形，有粘质。

药用部分：果实、茎叶。

采集加工：秋季采果实，夏季采茎叶，茎叶经开水烫过，切碎，晒干备用。

性味作用：微苦平。补肝肾，强筋骨，安胎。

12

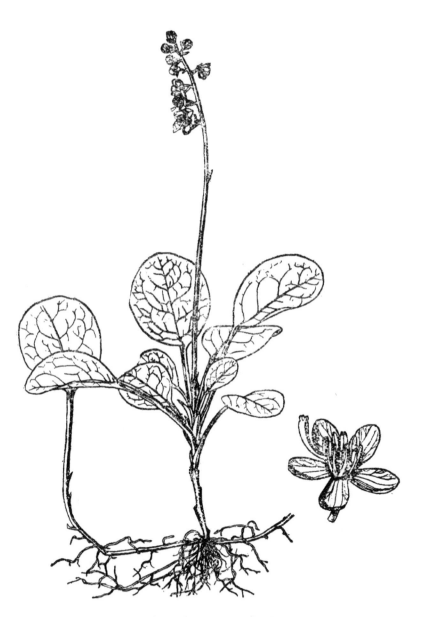

图 1 鹿蹄草（鹿衔草）

13

1949
新 中 国
地 方 中 草 药
文 献 研 究
(1949—1979年)
1979

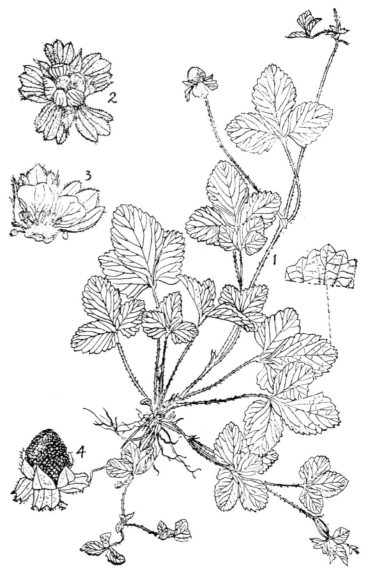

图 2 蛇 莓 (蛇泡果子)

14

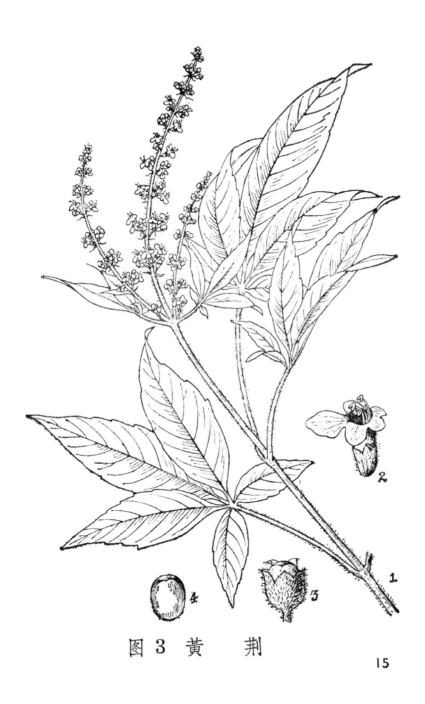

图3 黄 荆

15

1949

新　中　国
地方中草药
文　献　研　究
(1949—1979年)

1979

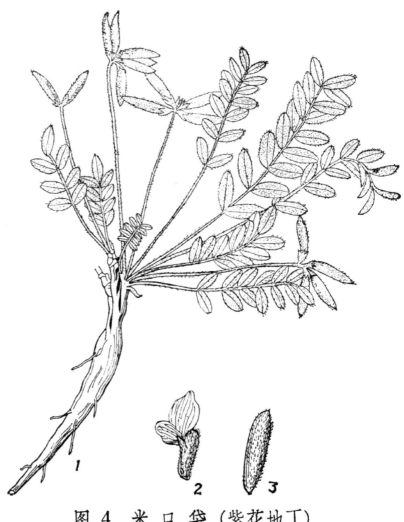

图4　米口袋（紫花地丁）

16

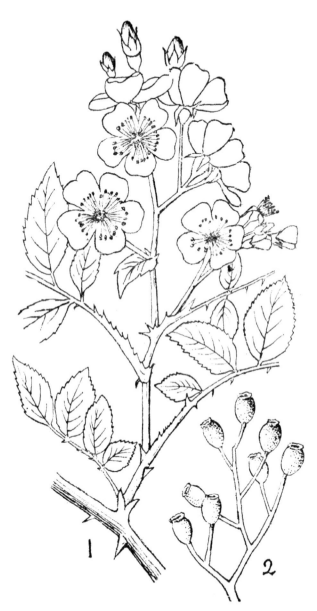

图5 月月红（灭腊红子）

17

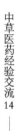

1949

新 中 国
地方中草药
文 献 研 究
(1949—1979年)

1979

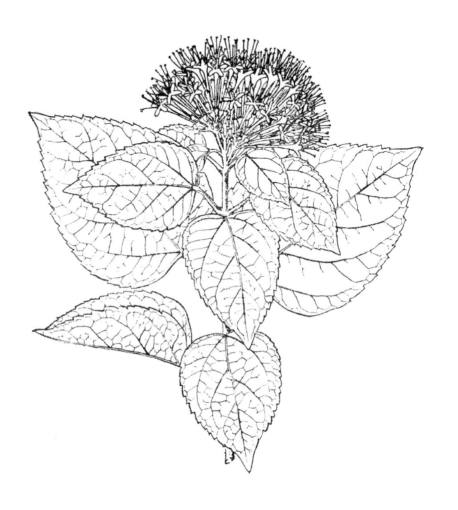

图 6 臭 牡 丹

18

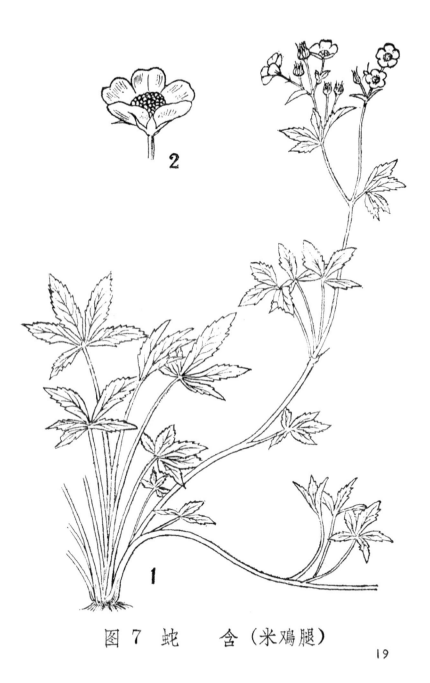

图 7 蛇 含 (米鸡腿)

19

1949
新　中　国
地方中草药
文　献　研　究
(1949—1979年)
1979

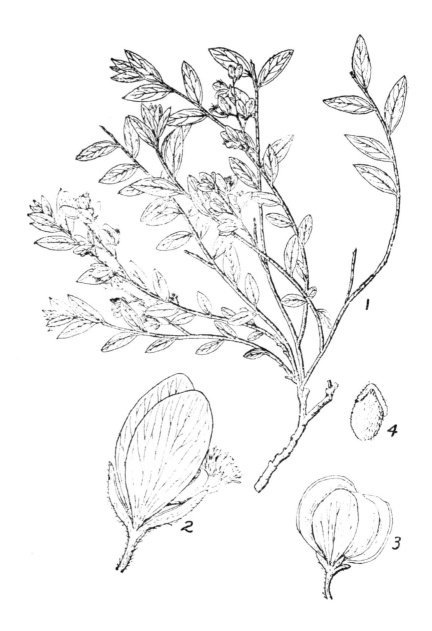

图 8　瓜 子 金 (分經草)

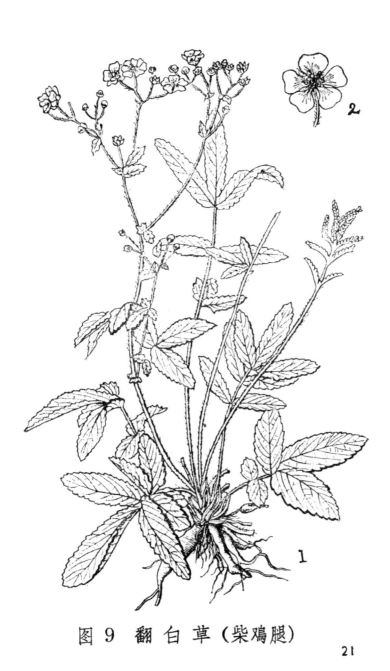

图 9 翻白草(柴鸡腿)

21

1949
新 中 国
地 方 中 草 药
文 献 研 究
(1949—1979年)
1979

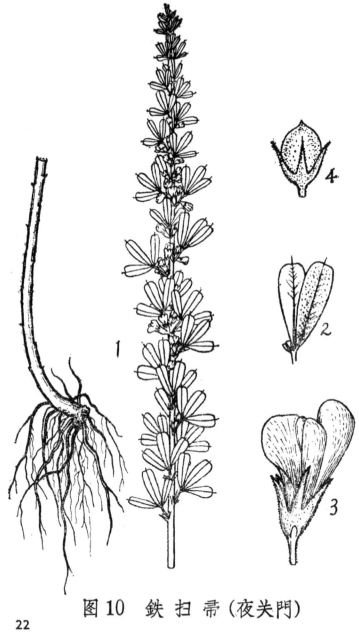

图 10 鉄 扫 帚（夜关門）

22

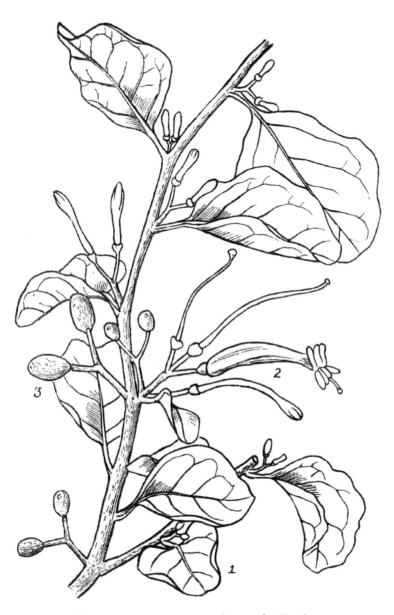

图11 桑 寄 生（气型泡雾子）

中草医药经验交流 16

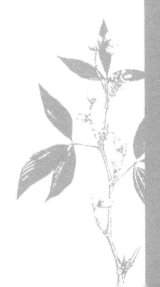

提　要

湖北中医学院教育组编。

1971 年 3 月出版。共 17 页，其中目录 1 页，正文 15 页，征稿 1 页。药物黑白绘图 2 幅。平装本。

编者将部分经过临床证实疗效较好的治疗麻疹、流行性腮腺炎、白喉的偏方验方汇编成册。

全书文字简明扼要，包括预防麻疹的 5 个验方，麻疹的护理，治疗麻疹前驱期的 4 个验方、出疹期的 4 个验方、恢复期的 3 个验方，治疗流行性腮腺炎的 3 个验方（另有"爆灯火"治疗流行性腮腺炎），治疗白喉的 4 个验方。书中还记录了验方使用的疗效，如"嘉鱼县红星公社 1969 年麻疹流行，该公社继光四队未服预防药，42 人患麻疹，继光三队和五队服了预防药，无一人患麻疹。有的一家四个小孩，其中一个小孩已患麻疹，其他三个小孩服预防药，不传染，未发病"。书后附有肺筋草、万年青两味中药的别名、特征、采收、性能及黑白插图。

中草医药经验交流

⑯

湖北中医学院教育█████組編

1971.3

目　录

· 白 页 ·

积极发掘祖国医药宝库

湖北省当阳县跑马公社

在毛主席的**"备战、备荒、为人民"**的伟大战略方针指引下，我们 ▨▨▨▨▨▨▨▨▨▨▨▨ 大搞"三土"（土医、土方、土药）的活动，努力发掘和提高"三土"，有力地推动了人民医药卫生事业的发展，巩固了合作医疗制度。

积 极 普 及 "三 土"

为了发掘和普及"三土"，我们层层举办毛泽东思想学习班，用毛泽东思想宣传群众、武装群众， 提高了大家发掘祖国医药宝库的积极性。接着，又把用土法治好病的贫下中农组

1949

新 中 国
地 方 中 草 药
文 献 研 究
(1949—1979年)

1979

织起来,现身说法,进一步提高了群众的认识,▓▓▓▓▓▓▓▓▓▓▓▓▓▓▓▓▓▓▓▓▓▓这样,一个群众性的献方、采药的活动开展起来了，先后发掘出各种土方五百多个，采集中草药四百多种，二万二千多斤。从社到队，都成立了有贫下中农、赤脚医生▓▓▓▓干部三结合的科研小组，普及"三土"知识。

实行合作医疗以来，我们公社的发病率逐渐下降，许多常见病、多发病，在生产队里就能治疗。近一年多来，赤脚医生先后用土方、土药治疗各种疑难病症一百八十四人，治好和基本治好的一百五十四人。一个患尿崩症的知识青年，跑了几个医院都治不好。赤脚医生用草药给他治疗，只一个多月就好了。

在实践中提高"三土"

▓▓▓▓▓▓▓▓▓▓▓▓▓▓▓▓▓▓▓▓▓▓▓▓▓▓▓▓▓▓▓▓

▓▓▓▓▓▓▓▓▓▓▓▓▓▓▓▓▓▓▓▓▓▓▓▓▓▓▓▓▓▓▓▓

▓▓▓▓我们▓▓▓▓▓▓▓▓▓▓▓▓▓▓通过科研小组形式，实行中西医结合，互相学习，取长补短，共同提高，更好地发挥了"三土"的作用。贫农陈裕秀一九六五年被"杨腊子虫"矛了一下颈项，开始发痒，搔破皮后，就小块溃烂，不久全身开始脱皮。有个医学院来的外科医生说是剥脱性皮炎，无法治疗。以后病情一天比一天恶化，到一九六九年春，已经全身脱皮、溃烂、流黄水，卧床不起，十分痛苦。就在这时，贫农代表胡金▓▓▓▓▓▓▓▓▓▓带着赤脚医生（中西医）来到陈裕秀家里会诊，用中草药内服、外熏洗、敷涂，三天以后就不流黄水了。经过中西医结合多次治疗，现在完全好了。▓▓▓▓▓▓▓▓▓

▓▓▓▓▓▓▓▓▓▓▓▓▓▓▓▓▓▓▓

2

土方、土药是群众的创造，在防治疾病中起了很大作用。但也要一分为二。以"蛇参"这个单方为例。这个单方治急性肠胃炎确有药到病除的效果，但是土医在介绍这个单方时说："蛇参是个宝，必须随人腰，同睡一百日，使用才有效。"科研小组通过实践，认为这种说法没有科学道理。分管合作医疗的█████副主任便亲自尝试新鲜蛇参，效果一样好。后来经多次临床试验和研究，弄清了蛇参的药性，我们又采集鲜品制成注射液，获得比口服更好的疗效，扩大到能治十种病症。从对蛇参这个单方的实践中，我们███将发掘出来的五百多个土方，进行了全面分析研究，█████████████████████████使土方的疗效更好。

抓"一化"带"三土"

███我们从实践中深刻认识到，要发掘和提高土医、土方、土药，█████████████████████用"一化"去统帅和带动"三土"。

3

1949
新中国
地方中草药
文献研究
(1949—1979年)

1979

有一位老草医，以前出诊要"三请"，现在服务走上门。一次，给一个住得很远的社员治病，亲自到山上挖了药，送到病人家里，每隔两天去一次，来回五十多华里。他还主动向群众传授药方，成天忙得不停脚步。青山大队赤脚医生汪承珍，为了治好贫下中农的病，苦练扎针，有时为了摸准一个穴位，在自己身上反复探刺。她说："自己多疼一下，病人就少痛一针。"她用新针疗法，先后治好了一百多个病人。

本文原载《人民日报》1971年2月22日

4

预 防 麻 疹

做好麻疹预防工作，减少麻疹发病率，不仅对保护儿童健康十分重要，而且对保障社会主义生产建设、减轻家长经济负担也有重大意义。下面介绍一部分预防麻疹的药物，可根据当地具体情况加以选用。

方　药1. 紫草根五斤　甘草十斤　桑叶四斤　葛根八斤

服　法 上药加水约200斤，煎成约150斤，小孩每天喝一次，每次半杯，连服七天。（本方药量，为集体预防用，小范围或个别儿童预防，应减量。）

嘉鱼县红星公社1969年麻疹流行，该公社继光四队未服预防药，42人患麻疹，继光三队和五队服了预防药，无一人患麻疹。有的一家四个小孩，其中一个小孩已患麻疹，其他三个小孩服预防药，不传染，未发病。

方　药2. 葛根　连翘　水竹尖　桑叶　银花藤　薄荷　各适量

服　法 水煎当茶喝。

秭归县太平公社用此方预防近万人次，没有发生麻疹。

方　药3. 青头萝卜半斤至一斤　青果20至30个

服　法 水煎，当茶喝。

5

1949

新　中　国
地 方 中 草 药
文　献　研　究
(1949—1979年)

1979

方　药4. 荆芥一两　羌活八钱　贯众二两　防风五钱

用　法 上药共研细末，用甘油（或菜油）浸泡七天，过滤去渣，搽鼻孔，一天三、四次。

上方加鹅不食草五钱，还可预防百日咳、"流脑"。

武昌县安山公社用本方在二个小队预防麻疹、百日咳、"流脑"，效果良好。

方　药5. 雄黄三钱　菜油一两

用　法 将雄黄卷在纸内，灌入菜油，烧燃，用流出的药油搽嘴唇和鼻孔，一天二、三次。

麻　疹　的　护　理

麻疹除根据不同时期的特点和症状，用药物帮助透疹、清热解毒、养阴生津之外，护理是非常重要的。病孩在麻疹期间，护理得好，可以不用药物治疗而安全渡过整个麻疹时期，而且不发生并发症。因此儿童在麻疹期间，护理是非常重要的。

1. 发现麻疹病孩后，应立即隔离，并谢绝亲友前来探望，防止互相传染。

2. 病孩在患麻疹期间（从前驱期、出疹期直到疹退后十余天），均应注意不要吹风受凉，出疹期应绝对卧床休息。

3. 病孩睡的房间要安静清洁，温暖向阳，空气流通，但光线不能太强，灯光不能太亮。

6

4．病孩的口腔、眼睛、鼻孔以及衣被等，均应保持清洁，多喝开水（或用菉豆煮水加白糖少许当茶喝），最好能吃容易消化和有营养的食物，但不要吃牛肉、羊肉、猪肥肉以及辛辣、厚油等食物。饮食也要少吃多餐。

5．麻疹患儿从出疹后一个月内，都应在家休息，不要到外面乱跑，因为患麻疹后，身体抵抗力差，容易感染其他疾病。

麻 疹 的 治 疗

麻疹俗名叫"出疹子"，或叫"出麻疹"，是儿童时期常见的、由麻疹病毒经呼吸道传染的一种急性传染病，半岁到五、六岁的儿童最容易得病，尤其是二岁以下的体弱儿童，患麻疹后很容易得并发症，因此应注意观察。

麻疹全年都可发生，但以冬、春二季发病为多，出过麻疹的儿童，一般都不再发病。

麻疹从发病到痊愈，一般要经过前驱期、出疹期和恢复期三个阶段，因此应根据三个不同病期的特点和症状，分别进行治疗。

一、前 驱 期

麻疹初起，病孩发烧，打喷嚏，流清涕，象患感冒似的，但咳嗽比较明显，眼睛发红怕光，眼泪汪汪，打呵欠，食欲不好，精神疲倦。当发烧二、三天或三、四天，病孩口腔两侧发红充血，可以见到灰白色小点（象细米粒或沙粒样），白点周

7

1949

新　中　国
地 方 中 草 药
文　献　研　究
(1949—1979年)

1979

围发红，耳后、前额和颈项两侧可隐隐约约看到麻疹小点，此时可选用下方辛凉透疹，帮助麻疹快出。

方　药1. 芫荽五钱　西河柳五钱

服　法 水煎，当茶喝。如无二样，用一样也可。

方　药2. 银花三钱　连翘三钱　牛蒡子二钱　荆芥二钱
蝉衣一钱　甘草一钱

服　法 水煎服，一天分三、四次服。

如麻疹出得迟缓或疹点出得不透，也可在上方中选用一方煎水兑白酒少许，乘热在患儿身上擦洗，以助疹快出，但擦洗时要避风，不能使患儿受凉。

方　药3. 西河柳五钱　樱桃核五钱

服　法 水煎，当茶喝。

方　药4. 葛根　升麻　防风　木通　荆芥　枳壳　甘草
前胡　连翘　牛蒡子　薄荷　竹叶　桔梗　各一钱

服　法 上药共研成粗末，每次一、二钱，加水煮沸三、五分钟，去渣温服，一天二、三次。

二、出　疹　期

病儿发烧约三、四天，一般症状加重，哭吵烦躁，目赤多眵，口唇干燥，体温比患病一、二天更高，此时开始出疹，疹点首先出在耳后和颈部，渐渐延及面、胸、腹及背部和四肢，最后达到手心、脚心。疹点稀疏分明，疹点颜色红润鲜明，稍凸出，如用手摸，有点糙手，逐渐稠密增多，互相融合

8

成片，颜色也逐渐加深而成暗红色，但仔细检查时，疹点与疹点之间，仍可见到健康皮肤。疹点要周身出遍，鼻尖、手心、脚心都出了，才算麻疹出透（也叫出齐）。疹点出齐约三天时间，此时可选用下方清热解毒。

方　药1. 银花　白茅根　芦根　鱼腥草各一两
服　法　水煎，当茶喝。二岁以下儿童减半。

方　药2. 银花八钱　连翘六钱　杏仁二钱　芦根一两
　　　　甘草一钱
服　法　水煎，当茶喝。二岁以下儿童减半。
　　　　出疹期是麻疹最关键的一段时期，如麻疹迅速隐没，高烧不退，惊厥，四肢发冷，呼吸急促，神识昏迷，面色、嘴唇发青，应立即送医院治疗或用下方急救。

方　药1. 鱼腥草　大青叶　银花　连翘各一两　甘草二钱
服　法　水煎，频频灌服。

方　药2. 银花　白茅根　鱼腥草　芦根　各一两　麻黄一钱
　　　　青茶叶二钱
服　法　水煎，频频灌服。

三、恢　复　期

疹点出透后，随之开始消退（一般依出疹顺序消退），体温也随之而下降，精神、食欲也逐渐好转，身上有米糠样的皮屑脱落，皮屑脱落后，留下棕色疹点痕迹，这种疹迹，十多天后可自行消退，不必治疗，这时只要护理得好，吃点养阴生津

9

1949

新 中 国
地 方 中 草 药
文 献 研 究
(1949—1979年)

1979

的药物或食物，即可痊愈。如疹点退尽后仍低热不退，或时烧时退、口渴，可选用下方治疗。

方　药1. 沙参四钱　　竹叶三钱　　麦冬三钱　　芦根五钱
　　　　　甘草一钱
　　　　　如有咳嗽加枇杷叶三钱　　贝母二钱
服　法 水煎服，一天三次。

方　药2. 鲜甜萝卜汁一杯　　白糖适量
服　法 将萝卜汁与白糖调匀当茶喝。

方　药3. 甘蔗汁　　荸荠汁　　梨子汁　　（如无三样，一、二样也可）各适量。
服　法 将上汁用开水冲化，当茶喝。
　　　　治疗麻疹方药的份量，除注明者外，适用于二岁左右儿童。

治疗流行性腮腺炎方

流行性腮腺炎（俗称"痄腮"）是由病毒引起的呼吸道传染病，一年四季均可发生，但流行于冬春二季，以 4 — 9 岁儿童发病较多。本病的症状表现为：患儿腮部(一侧或两侧)肿胀疼痛，发烧，拒按，张口和吃东西均不方便，病情重的，还伴有发冷发烧、头痛等全身症状，有的男孩还引起睾丸肿胀，治宜**清热解毒**，**消肿散结**。

10

方　药1.千粒老鼠屎根五钱至一两

服　法　水煎服，一日二次；或用根煮鸡蛋，只吃鸡蛋即可。
　　　　　本省广济县用此方治疗流行性腮腺炎500余例，
　　　　均2—3天痊愈。

方　药2.生大黄四两　生栀子四两　薄荷叶二两　青黛少许

用　法　上药共研细末，每次二至五钱，加适量面粉和醋，再
　　　　加开水调成糊状，敷患处。如有发烧，每次可内服一
　　　　至二钱，用温开水送服。
　　　　　本省襄阳县张垸区卫生院用此方治疗流行性腮腺
　　　　炎400余例，效果良好。

方　药3.蝌蚪一斤　冰片一钱

用　法　将冰片研细，同蝌蚪放于磁缸或搪瓷缸内，搅拌，
　　　　3—4天后，蝌蚪即化成水，用纱布过滤去渣，再加
　　　　适量防腐剂备用。用时以此水涂搽患处，一天多次，
　　　　连涂2—3天。
　　　　　江苏高邮县某公社用此方治疗流行性腮腺炎80余
　　　　例，效果良好。一般用此方一至二天即愈，重者三至
　　　　四天痊愈。

"爆灯火"治疗流行性腮腺炎

操作方法：

1. 先剪除"角孙"穴部位的头发。
2. 用二寸长灯草一根，蘸植物油点燃，对准"角孙"穴
　 迅速按烧一下，有炸灯火的现象就较为成功，两侧同
　 时作。

11

1949
新中国
地方中草药
文献研究
(1949—1979年)
1979

3."爆灯火"只能作二次。第一次与第二次时间间隔24小时。

武汉市第五医院用此法治疗流行性腮腺炎 300 余例，80—90％病例，经过二次治疗获得痊愈。

治 疗 白 喉 方

白喉是由白喉杆菌通过空气中飞沫传播而引起的急性传染病。流行在冬春季节，患病大多是 1 至 5 岁儿童。

本病初起症状较轻，发烧一般不高，喉痛也不严重。病情重的，则精神疲倦，咽部红肿，扁桃体上出现白膜，不易剥离，如强行剥离则易出血。白膜可蔓延至软腭、咽后壁、喉部，甚至气管和后鼻腔等处，引起吞噗和呼吸困难，严重的则出现心区疼痛，心律不齐，脸色苍白，手足厥冷等危险症候，治宜解毒、清热、养阴。

方　药1.土牛膝根三钱　枇杷叶二钱　桑叶三钱　葛根三钱
　　　薄荷一钱　瓜蒌皮二钱　甘草一钱
服　法　水煎服，每日三次。

成都市传染病院用此方共治73例，治愈率达90.4％。

方　药2.生地三钱　玄参三钱　麦冬三钱　丹皮二钱
　　　白芍三钱　薄荷一钱　贝母三钱　甘草一钱

服　法　上药浓煎成150毫升，每日三次，每次服10—15毫升。

成都市传染病院共治134例，治愈率达96.3%。

方　药3. 万年青叶一两　板兰根五钱　鲜土牛膝一两

野菊花三钱

用　法　水煎漱口，一天数次。也可单用土牛膝一两，浓煎内

服。

注：土牛膝图见本刊1970年12期封底。

方　药4. 月石五钱　青黛五分　冰片二分　炉甘石五钱

生石羔五钱

用　法　共研极细末，吹喉中，一天三次。本方可与内服药同

时使用。

13

1949
新 中 国
地 方 中 草 药
文 献 研 究
(1949—1979年)
1979

肺 筋 草

别　　名　粉条儿菜，千粒老鼠屎，金线吊白米，一窝蛆。

特　　征　（1）多年生草本，叶从根部丛生，线形。（2）根茎短，须根细长，着生许多细小块根，块根弯曲，白色如蛆。（3）花白色或淡红色，短筒状，在花茎顶端排成穗状。生在山坡，灌木丛边。我省各地都有生长。

采　　收　药用带根的全草。夏秋采收，洗净，鲜用或晒干备用。

性　　能　苦寒。清热解毒。

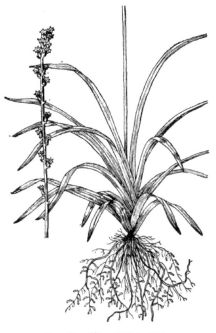

肺 筋 草（百合科）

Aletris　spicata　(Thunb.) Franch.

14

万　年　青

别　　名　开口箭，冬不凋草。

特　　征　（1）多年生常绿草本。根茎粗短，有多数细根。
（2）叶从根茎生出，披针形，墨绿色，厚硬光滑，边缘波浪状。（3）花小，绿白色，集生在花茎顶端，短穗状。果球形，集成棒状，黄色或红色。生在林下、山坡阴湿处。我省山地都有生长或栽培。

采　　收　药用根、叶。四季采叶，秋季挖根，洗净，多鲜用。

性　　能　苦寒。清热解毒。

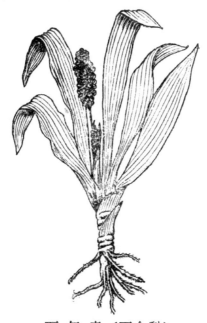

万 年 青（百合科）
Rhodea japonica Roth etkuhth.

15

中草药单方验方选编

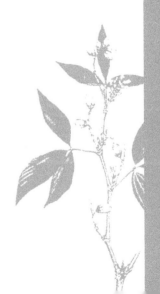

提　要

咸宁地区卫生局编。

1977 年 6 月出版。64 开本。共 249 页，其中说明、目录共 9 页，正文 168 页，附表 70 页，插页 2 页。精装本。

作者本着本地的方、本地的药、防治本地的病和选方验、便、廉的原则，从咸宁地区使用的单方、验方中筛选出行之有效并有一定数量病例的方子 598 个，将之汇编成册，供医药卫生人员、"赤脚医生"参考。

本书单方、验方按疾病科别分类，涉及内、儿科疾病，外、皮肤科疾病，妇产科疾病，眼、耳、鼻、喉科疾病。每个处方下均列方药、用法和备注等项。

书末附表：附一为中草药常用处方量习惯写法，附二为中草药分量与公制的换算，附三为常用中草药名称、科属及采集季节表。

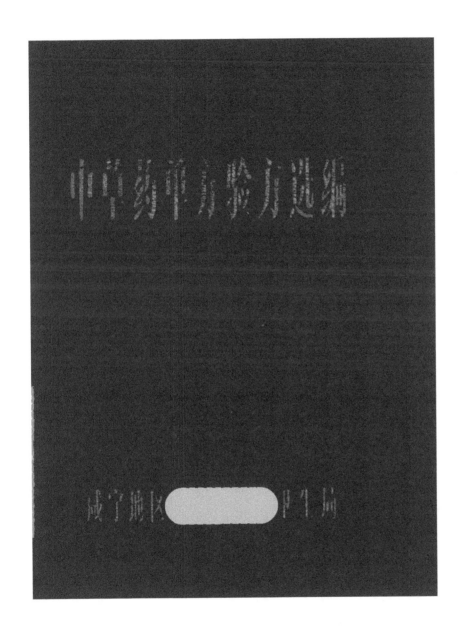

中草药单方验方选编

咸宁地区卫生局

目 录

1

1949

新　中　国
地方中草药
文　献　研　究
(1949—1979年)

1979

2

3

1949

新 中 国
地 方 中 草 药
文 献 研 究
(1949—1979年)

1979

4

5

1949

新中国
地方中草药
文献研究
(1949—1979年)

1979

四、眼、耳、鼻、喉科疾病

6

附表：

· 白 页 ·

一、内、儿科疾病

感 冒

本病一年四季都可发生，但以冬、春二季多见。轻者叫"伤风"，重者叫"时行感冒"（流感），临床分风寒、风热两类。风寒型表现为：恶寒重、发热轻、头痛、骨节酸痛、鼻塞流清涕、口不渴等症。风热型表现为：发热重、恶寒轻、头痛、身痛、鼻塞、口渴等症。

一、风寒型：

方药：

1. 紫苏五钱　生姜三钱　葱白十根

用法：水煎服，一日三次。

2. 紫苏五钱　生姜二钱　鸡蛋1至2个

1

1949

新　中　国
地 方 中 草 药
文 献 研 究
(1949—1979年)

1979

用法：先将鸡蛋煮熟去壳，再与上药同煎，吃蛋喝药，小儿酌减。

3.荆芥三钱　防风三钱　苏叶三钱

生姜三钱　甘草一钱

用法：水煎服，每日一剂，服药后盖被出汗。

4.鲜野香薷一两

用法：水煎服，每天二次。

备注：

①本方适应挟暑无汗者。

②野香薷为唇形科石荠苎属，小叶香薷或大叶香薷均可用。

5.鹅不食草四钱

用法：晒干研末，鼻塞嗅之，或以鲜品捻成小丸塞鼻孔，两侧轮换。

二、风热型：

方药：

1.鲜黄荆叶二两　鲜水蜈蚣二两

2

用法：水煎服，一日三次。

2.山薄荷五钱　忍冬藤五钱

　车前草五钱　路边菊五钱

　用法：水煎服，一日二次。

　备注：山薄荷为马鞭草科的兰香草。

3.一枝黄花　白英各一两

　用法：水煎服，一天一剂。

三、流感治疗和预防：

　方药：

1.野菊花（全草）　鱼腥草　忍冬藤各

　一两

　用法：水煎服，一日三次。

2.夏枯草　灯芯草　车前草各五钱

　忍冬藤一两

　用法：水煎服，每天一次，小儿酌减。

3.贯仲2至3个

　用法：将药洗净放水缸内浸泡，饮用

消毒水。亦可用贯仲三一五钱 泡 水 当 茶

3

1949

新　中　国
地方中草药
文　献　研　究
(1949—1979年)

1979

饮。

4.食醋

用法：晚上睡觉或人群集中地方，将门窗关好（注意煤气中毒），用食醋三一五毫升（指每立方空间），加水二倍，小火加热熏蒸半到一小时，连续三一五天。

流行性脑脊髓膜炎

"流脑"是冬、春季节由脑膜炎双球菌引起的急性传染病。表现为起病急，变化快，以发热、头痛、颈项强直为主症，且常伴有喷射状呕吐，抽搐及皮肤有出血点等症。由于"流脑"病情发展与变化极快，需中西医结合治疗，对于暴发型患者，必须采用一切抢救措施。

方药：

4

1.马齿苋二两　石菖蒲四钱　菊花五钱

用法：水煎加红糖适量，一日服三次。

2.龙胆草五钱　石羔一两

用法：水煎服，一日三次。

预防用药：

方药：

1.贯仲三钱　二花三钱　苍耳子三钱

路边菊四钱

用法：水煎服，成人为一日量，连服三天。

2.野菊花　二花　薄荷　鲜芦根各三钱

用法：水煎服，成人为一日量，连服三天。

3.淡婆婆--两　白茅根五钱　路边菊四钱　二花藤四钱　芦根五钱　贯仲五钱

用法：水煎服，每日一剂，连服三天。

备注：淡婆婆为马鞭草科大青木的根。

5

1949

新 中 国
地 方 中 草 药
文 献 研 究
(1949—1979年)

1979

流行性乙型脑炎

"乙脑"又称"大脑炎"，是夏秋季由蚊虫传播的急性传染病，十岁以下儿童多见。

表现为：起病急、高热、呕吐、昏迷、抽搐、颈项强直等为主症。

方药：

1. 大青叶四钱　勾藤四钱　天竺黄四钱
竹茹三钱　全蝎一钱

   用法：水煎服，一天3—4次。

2. 蜈蚣五十条　蝉蜕一两六钱

   用法：将药洗净，加适量蒸溜水浸泡半小时，煎煮一小时，稍冷后过滤，残渣再加水煮半小时，过滤合并二次滤液浓缩成50毫升，加四倍量95%酒精，边加边拌，沉淀过滤，次日用滤纸过滤，取滤

6

液，回收酒精，将余液继续加热除尽余酒精，加注射用水稀释成100毫升，再经精滤取滤液，分装于2毫升安瓿中，蒸气消毒后即得。每次0.5至1毫升，肌肉注射，对抽搐时有效。

预防用药：

1.大青木的叶或根五钱至一两

用法： 水煎服，每日一次。

2.牛筋草一两

用法： 水煎当茶饮，连服三天，隔十天后再服三天。

肺　结　核

肺结核是一种常见的慢性消耗性疾病，由结核杆菌感染肺组织所致。初起时精神软弱、容易疲倦、食欲减退、咳嗽、胸闷、盗汗、午后低热、逐渐消瘦；后来

1949

新 中 国
地 方 中 草 药
文 献 研 究
(1949—1979年)

1979

咳嗽加剧，咳白色泡沫痰或脓痰，痰中带血或大咯血。

方药：

低热咳嗽盗汗用下方：

1. 百部　百合　白芨　炙桑皮各四钱

   用法： 水煎服，每日一剂，分二次服。

2. 夏枯草十两　百部三两　白芨三两

   桑皮五两　野菊花十两　车前草五两

   大狼巴草十两

   制法： 将夏枯草、白芨、百部、桑皮炒研细末，过一百目筛，剩下的粗头与野菊花、大狼巴草等药共煎，取浓汁过滤，再浓缩与上述药粉共炼蜜为丸。

   用法： 每日服三次，每次三钱。

   备注： 大狼巴草为菊科刺针草。

   痰中带血用下方：

3. 白芨、侧柏炭、仙鹤草各等份，旱莲草三份。

8

用法：炒研细末，开水冲服，一日三次，每次三钱。

4.夏枯草五钱　葎草五钱　旱莲草四钱

用法：水煎服，一日三次，半月为一疗程，连服三个疗程。

低热盗汗体质虚弱者用下方：

5.黄精一两　百部四两　首乌二两
白芨八钱

用法：炒研细末，炼蜜为丸，每日三次，每次三钱。

痢　疾

痢疾是夏、秋季节常见的肠道传染病。以发热、腹痛、里急后重，便下脓血为主要症状。一般可分急性和慢性二种：

一、急性痢疾：

方药：

9

1949
新中国
地方中草药
文献研究
(1949—1979年)
1979

1.土黄连一份　铁苋菜六份　姜木香一份

　　用法：研末，水泛为丸，开水送服，每日三次，每次二钱至三钱。

2.马齿苋二两　大蒜头五瓣　红糖适量

　　用法：捣汁开水冲服，每天一次。

3.地榆一两　仙鹤草五钱

　　用法：水煎服，一日三次。

4.苦参一两至一两五钱

　　用法：水煎服，一日一剂。

5.十大功劳五钱　马齿苋一两

　　用法：水煎服，一日二次。

6.车前草五钱　地锦草五钱

　仙鹤草五钱

　　用法：水煎服，一日一剂。

7.马齿苋　辣蓼　地锦草　铁苋菜　凤尾草　旱莲草　仙鹤草各二两　三棵针五钱

　　用法：上药任选1—2种，水煎服，

10

每日二—三次。

二、慢性痢疾：

方药：

1. 臭椿树根皮三两　米酒四两

用法：取内层皮，捣成团，用一块小布包好，加米酒、红糖煎，每次服一两，每日服二次，连服三天。

2. 腊肉骨头加冬瓜

用法：熬汤喝。

3. 苦参籽十五粒

用法：去壳取仁，用红枣包仁吞服，一日一次。

4. 白头翁　木槿花各一两

用法：水煎服，每日一剂，分二次服。

传 染 性 肝 炎

传染性肝炎是病毒引起的消化道传染

11

1949
新 中 国
地 方 中 草 药
文 献 研 究
(1949—1979年)
1979

病。主要表现为食欲不振，厌油恶心、上腹不适、肝区胀痛、精神疲倦、四肢无力。临床分急性与慢性二种。

急性肝炎的临床表现除上述症状外，有的患者可有畏寒发热，小便、眼睛、皮肤发黄等症。慢性肝炎多为急性肝炎转变而来。

一、急性肝炎：

方药：

1. 茵陈一两　虎杖一两　车前草一两
红枣五枚

用法：水煎服，每日一剂。

2. 茵陈二两　虎杖五钱　败酱草一两
丹参五钱

用法：水煎服，每日一剂。

3. 茵陈二两　过路黄二两　蒲公英一两
车前草二两（均用鲜品）

用法：水煎服，一日一剂。

12

4.矮脚茶一两　茵陈一两　半枝莲一两

　　用法：水煎服，早、晚各一次，每次300—500毫升。

二、慢性肝炎：

　　方药：

1.丹参一斤　五味子半斤　鸡内金二两

　　用法：共研末为丸，一日三次，每次三钱。

2.半枝莲一两　当归三钱　红枣十枚

　　用法：水煎服，每日一剂。

3.半枝莲一两　丹参一两　矮脚茶一两

　　用法：水煎服，一日一剂。

4.六月雪　路边菊　虎杖　茵陈　大狼巴草各二斤　白糖四斤

　　用法：水煎，二次过滤去渣，将煎液浓缩为糖浆4000毫升。一日三次，每次服30毫升。

13

1949

新 中 国
地 方 中 草 药
文 献 研 究
(1949—1979年)

1979

5.丹参一两　郁金三钱　海金砂六钱
别甲六钱

用法：水煎服，一日三次。

附：肝硬化腹水方：

牵牛子一两　大枣四两

用法：将牵牛子研末，用大枣煎水吞服。一日二次，每次二钱。

疟　　疾

疟疾俗称"打脾寒"。本病是由按蚊叮咬后，人体感染疟原虫而发病，多发于夏秋季节。表现为寒战、高热、大汗，每隔一日或两日发一次，发作后如常人。

方药：

1.马鞭草二两　青蒿二两

用法：用蒸溜法按100％提取药液100

毫升，做成注射剂。每日肌肉注射二次，每次 2 毫升，于发作前半小时给药。亦可用马鞭草一两、青蒿三钱于发作前两小时煎服。

2.马鞭草一两　土常山三钱

用法：水煎，于发作前两小时服，亦可按上药半量作预防用。

丝　虫　病

丝虫病是由蚊虫叮咬引起的传染性疾病。主要表现为发热、恶寒、全身酸痛、下肢出现条状红线，俗称"流火"。反复发作后常致象皮腿，并可出现米汤样小便。

方药：

1.马鞭草三斤　黄荆叶三斤　苏叶一斤

用法：共研细末，水泛丸，早晚各服

15

1949

新 中 国
地 方 中 草 药
文 献 研 究
(1949—1979年)

1979

一次，每次服三钱至五钱，七天为一疗程。

2.马鞭草六钱至一两　青蒿四钱

苏叶五钱

用法：水煎浓缩80毫升，早晚各服40毫升，七天为一疗程。

3.马鞭草三钱　花椒二钱

用法：水煎，睡前一次服，连服三天。

4.马鞭草一两　鸡蛋一个

用法：马鞭草煎水煮鸡蛋，每天吃一个，连吃三天。

流 行 性 腮 腺 炎

本病又称"痄腮"，是一种病毒引起的急性传染病。表现以耳下部肿大、咀嚼时疼痛显著。不红，可发烧。

方药：

16

1.鲜马兰一把（全草）

用法：捣烂外敷患处，一日二次。

2.活蚯蚓20—50条　白糖二两

用法：将蚯蚓放入碗中加糖，即化成水后，去蚯蚓残渣，取浸液擦患处，一日3至5次。

注：亦可将蚯蚓焙干研末冲服，一天二次。每次一钱。

3.板兰根　夏枯草各一两

用法：水煎服，一日一剂，连服三天。

4.大黄适量

用法：将大黄炒干研末，加醋调外敷患处，一日二次。

5.栀子适量　猪胆一个　醋适量

用法：将栀子研末，用猪胆加醋，三药同拌调，以粘为度敷患处。

6.燕窝泥适量

用法：用水调敷患处。

17

1949

新 中 国
地方中草药
文 献 研 究
(1949—1979年)

1979

7.鲜白毛夏枯草一两　酒精适量

用法：将鲜白毛夏枯草捣烂，放入酒精调敷患处。

8.七叶一枝花

用法：鲜品打烂，加醋外敷。干品加醋磨汁外敷。

麻　　疹

麻疹是由麻疹病毒所引起的具有高度传染性的呼吸道疾病。冬、春两季流行，5岁以下（半岁以上）婴幼儿好发。以发烧、麻疹斑（口腔内）、上呼吸道轻度炎症反应和红色斑丘疹等为特征，常伴有支气管肺炎、喉炎等并发症。

一、初 期：发热、咳嗽、喷嚏、流泪畏光。

方药：

18

1. 黄花菜五钱（或黄花菜根一两）

   用法：水煎当茶服。

2. 西河柳一两　芫荽一棵

   用法：水煎当茶服。

3. 浮萍四钱　芦根一两　芫荽二钱

   用法：水煎当茶服

二、**后期**：丘疹渐退，疹毒渐尽，余热未
　　清。

1. 鲜芦根二两至四两

   用法：水煎服，一日四次。

2. 鲜茅根一两至二两

   用法：水煎当茶服。

3. 沙参五钱　梨子一个

   用法：水煎当茶服。

三、**合并肺炎**：咳喘气急、鼻煽烦燥、疹
　　退高热。

　　方药：

1. 二花五钱　冬瓜子一两　鱼腥草一两

19

1949
新 中 国
地方中草药
文 献 研 究
(1949—1979年)
1979

鲜芦根二两　连翘四钱　苡仁三钱

桔梗一钱

用法：水煎多次服，一天服完。

2.麻黄一钱　大青叶五钱　蒲公英五钱

鲜芦根一两

用法：水煎服，每天一剂，一日服二

次。

四、预防药：

方药：

1.紫草根三钱　甘草三钱　葛根五钱

桑叶二钱

用法：水煎服，每日一剂，连服七天。

2.紫草根二钱

用法：水煎服，一日服二次，连服三天。

百　日　咳

本病是由百日咳杆菌引起的急性呼吸

20

道传染病。表现为阵发性、痉挛性咳嗽和鸡鸣样回声，病程可长数月。

方药：

1.百部一两　大蒜四至五瓣

　　用法：水煎服，一日三次。

2.猪胆一个　大蒜头十瓣　蜜适量

　　用法：水煎服，一日二次。

3.百部　白前　枇杷叶各三钱

　　用法：水煎服，一日二次。

4.鸡胆一个（猪胆、羊胆也可，适量）

　　取汁　白糖适量

　　用法：用温开水与胆汁调匀，一天服一个，分二次服。

5.鹅不食草一斤

　　用法：水煎制成糖浆1000毫升，一日三次，每次10毫升。

21

1949

新 中 国
地 方 中 草 药
文 献 研 究
(1949—1979年)

1979

支 气 管 炎

支气管炎是呼吸系统常见病和多发病。是由于细菌、病毒或其它因素刺激引起。临床分急、慢性二种。

急性支气管炎：开始类似感冒，出现鼻塞、流涕、咳嗽（先干咳，后咳粘液痰或浓痰）、咽痛等症状。

慢性支气管炎：多由急性支气管炎转化而来，具有长期反复发作和不断加重的特点。常因受凉、感冒而使症状加重。轻者有刺激性咳嗽，重者咳粘液痰和浓性痰。

一、急性支气管炎：

　　方药：

　1.百部　鱼腥草　沙参各五钱

　　用法：水煎服，一日二次。

　2.桑叶　野菊花　鼠曲草各五钱

22

用法：水煎服，每日一剂，分二次服。

3.全瓜蒌三钱至四钱

用法：用干品，水煎服，每日一次。

4.猪胆汁五个　陈皮粉二两

洋金花一两

用法：先将胆汁、陈皮粉共焙干研末，再将洋金花研细末，共装入胶囊（每个胶囊内含洋金花一分），一日三次，每次一丸。

5.猪胆汁一份　夏枯草二份

用法：取胆汁焙干，按每两加蚕豆大一撮食盐混合，经高温消毒后，与夏枯草粉按一比二混合，装入胶囊或制成蜜丸，每日四次，每次一钱。

二、慢性支气管炎：

方药：

1.棉花根二斤　紫苏子二两　白糖一斤

用法：将二药水煎二次，每次煮沸半

23

1949
新 中 国
地 方 中 草 药
文 献 研 究
(1949—1979年)
1979

小时过滤去渣，将两次滤液用小火浓缩至稀糊状，加糖收炼成1000毫升，一日二次，每次服一至二汤匙。

2.鲜矮脚茶　鲜白茅根各二两
　　生姜五钱

用法： 水煎服，一日一剂，七天为一疗程。

3.棉籽5斤　杏仁2斤　麻黄一斤半

用法： 将棉籽去皮壳，杏仁去皮，共炒黄研细末，炼蜜为丸，每丸重二钱。一日三次，每次服一丸，小儿酌减。

4.胆粉一份　地龙粉一份　胎盘粉一份

用法： 将上药制成丸 或 片，一日三次，每次服三钱，饭后服。

大 叶 性 肺 炎

本病是肺炎双球菌侵入肺部所引起，

24

青壮年为多见，起病急、突然寒战、高烧、患侧胸痛、呼吸急促、咳嗽、咯铁锈色痰。

高热、喘咳甚者：

方药：

麻黄一钱五分　杏仁三钱　石羔五钱
甘草三钱　枳壳二钱　桔梗一钱五分

用法： 水煎服，每日一剂，一日服二次。

高烧、胸痛、咳铁锈色痰者：

方药：

鱼腥草二两　二花藤二两　桑白皮五钱　车前草一两　肺经草一两（鲜品）

用法： 水煎服，每日三次，服至症状消失。

干咳少痰（后期）者：

方药：

百合四钱　百部四钱　沙参三钱　川

25

1949
新中国
地方中草药
文献研究
(1949—1979年)
1979

贝一钱　甘草一钱五分

用法：水煎服　每日一剂，一日二次。

支 气 管 哮 喘

支气管哮喘是一种顽固性的过敏性疾病，往往反复发作，冬季加重。发作时，咽部、鼻腔发痒，咳嗽气急；严重者张口抬肩，不能平卧，额部出汗，面唇青紫，每次发作持续几分钟到几小时，随着咳出大量白色粘液泡沫痰后症状缓解，不发作一般没有什么症状。

方药：

1. 鼠曲草一两　苋菜一两

    用法：水煎服，每日二次。

2. 天竹子一钱至三钱　胡颓子叶三钱

    百部三钱　野枇杷叶三钱

    用法：水煎服，一日二次。

26

3.枇杷叶二钱　苏子二钱　葶苈子一钱　白芥子一钱　浮海石一钱　麻黄一钱　甘草一钱　法夏一钱

用法：水煎服，一天 2 至 3 次。

4.牡荆子五钱　胡颓子一两

用法：将牡荆子炒干研末，胡颓子一两煎水吞服牡荆子，一次服完。

5.洋金花根叶各等份

用法：根研末，炒叶搓碎，共作烟吸，喘止即停。

肺　脓　肿

肺脓肿是肺组织局部化脓性疾病。表现为：多数起病急骤，有高热、寒战、全身不适、胸痛、气急、咳嗽，咳出大量脓性痰，多带腥臭味。部分病人可以反复咯血，或痰中带血。

27

1949
新　中　国
地 方 中 草 药
文 献 研 究
(1949—1979年)
1979

方药：

1.银花四钱　连翘四钱　荆芥二钱　蒲
公英五钱　芦根四钱　鱼腥草一两
桔梗二钱　杏仁二钱

用法：水煎服，每日一剂，一日服二
次。

2.百合四钱　沙参三钱　麦冬三钱
苡米五钱　芦根四钱　甘草一钱五分
陈皮一钱五分

用法：水煎服，每日一剂，一日服二
次。

3.鱼腥草三两　桔梗四钱　甘草三钱

用法：水煎服，每日一剂，一日服三
次，连服十天。

4.羊乳二两　肺形草一两　野菊花一两

用法：水煎服，每日一剂，一日服二
次。

28

急 性 胃 肠 炎

急性胃肠炎是夏、秋季节最常见的消化道疾病，多因饮食不节或吃腐败食物所致。以呕吐、腹泻、腹痛为特征。

方药：

1. 辣蓼一斤

用法： 加水1000毫升，煎至500毫升。一日三次，每次服20毫升。

2. 铁苋菜一两　马鞭草一两　扁蓄一两

用法： 水煎服，每日一剂。

3. 蒜盘子一斤

用法： 加水 5000 毫升，煎至 1000 毫升。一日三次，每次服 100 毫升。

4. 陈茶叶一两　萝卜子三钱　大米四两
   红糖一两

用法： 将前三味药放在锅 内 用 小 火

29

1949

新 中 国
地 方 中 草 药
文 献 研 究
(1949—1979年)

1979

炒，见大米炒至黄色，趁热再加三碗水，去渣取汁，趁热将红糖放入搅匀。一日一剂，分三次服。

5.三棵针五钱

用法： 水煎服，一日一剂。

婴 儿 腹 泻

本病好发于夏、秋季节，见于二岁以下儿童。主要表现为腹泻呕吐。腹泻每日数次至十余次，多呈蛋花样稀水便，严重者可达数十次。伴有发烧、口渴、尿少等症。

方药：

1.山查五钱　炒麦芽三钱　生姜一钱
藿香一钱

用法： 水煎服，一日三次。

2.白扁豆花一两

30

用法：水煎服，一日三次。

3.山查炭一两　干姜炭一钱

用法：研细末，开水冲服，一日二次，每次服一钱。

4.焦蒿梁四钱　焦糯粑三两　焦腊肉一两　麦芽（炒老黄）四两

用法：炒黄研细末，一日三次，每次服二钱。

5.米饭一两　酒曲一粒

用法：把饭搓成团，把酒曲放在中间，烧成炭，用开水泡服，一次一团。

6.山查四钱　车前仁三钱　红糖适量

用法：上药煎水，加糖冲服，一日二次。

7.癞蛤蟆一只

用法：剥皮去头足、内脏，用菜油煎黄加水适量（不放盐）煮熟喝汤。

31

1949

新 中 国
地 方 中 草 药
文 献 研 究
(1949—1979年)

1979

胃 脘 痛

胃脘痛俗称"心口痛"。以上腹部长期反复疼痛为主征，秋、冬加重，并常有吐酸、嗳气、腹胀等症，严重者可出现吐血、便血。本证包括慢性胃炎与胃、十二指肠溃疡病。

一、胃脘隐痛，喜按喜暖，呕吐清水者：
  方药：
  1.苏梗三钱　藿香三钱　厚朴二钱
    陈皮二钱　干姜二钱
    用法：水煎服，一日一剂。
  2.良姜四钱　香附四钱
    用法：水煎服，一日一剂，或水泛为丸，一日二次，每次服二钱。
  3.干姜三钱　甘草三钱

32

用法：水煎服，一日一剂，分二次服。

二、胃脘热痛，口干嘈杂者：

方药：

1.竹茹三钱　陈皮二钱　炒栀子三钱

用法：水煎服，一日一剂。

2.桔子叶　青木香各等份

用法：将药炒黄，共研细末，装瓶备用，开水送服，一日三次，每次服一钱至二钱。

三、胃脘胀痛，打呃后痛减：

方药：

1.青木香二钱　姜木香三钱　盘柱香三钱　陈皮三钱　乌药二钱

用法：水煎服，一日一剂。

2.白刀豆壳三枚

用法：烧存性研末，分三次服完，开水冲服。

33

1949
新 中 国
地 方 中 草 药
文 献 研 究
(1949—1979年)
1979

3.黄荆子三钱　青木香二钱

用法：共研末，为一日量，分二次用酒调服。

四、疼痛较剧，有定处：

方药：

1.五灵脂一两（炒）　元胡三钱　花椒三钱

用法：共研细末，一日服三次，每次服二钱。

2.牡蛎四两　白芨四两　蜂蜜十两　甘草五两

用法：先将牡蛎、白芨、甘草研末和蜂蜜拌成糊状，一日三次，每次服一汤匙。

3.鸡蛋壳三斤　海螵蛸一斤　木香一两　樟树根皮一两　白芨半斤　黄连五钱

用法：共研细末，水泛为丸，一日二次，每次服三钱。

34

4.乌贼骨五钱　白芨六钱

用法：共研细末，一日服三次，每次服二钱。

5.紫珠叶　白芨各等份

用法：研末，一日三次，每次服二钱。

6.寻骨风根三钱

用法：水煎服或将药嚼服，一日一剂。

蛔　虫　病

蛔虫病是肠道最为常见的寄生虫，主要表现为脐周围阵发性疼痛。儿童常有夜惊、啼哭、磨牙、面部白斑等症。

方药：

1.苦楝根内层白皮一两　艾叶三钱

用法：水煎服，每日一剂，分三次服，小儿减酌。

35

1949
新 中 国
地 方 中 草 药
文 献 研 究
(1949—1979年)
1979

2.苦楝根内层白皮二斤　蒜盘子根一斤

用法：晒干共研细末，一日服二次，每次服三钱，小儿酌减。

钩　虫　病

钩虫病是由钩虫寄生于小肠所致。以头昏、贫血、四肢乏力、上腹不适、有异食嗜好（喜食泥土、生米等）为主症，严重者有心慌、气急、全身浮肿。

方药：

1.苦楝根内层白皮（鲜品）一两五钱

槟榔一两

用法：将上药加水300毫升，煎至100毫升，给适量食糖。成人一天一次，每次100毫升,晚上睡觉前一次服，小儿酌减。

2.生南瓜籽一两

用法：将籽去壳，分早晚二次服。

36

3.鲜贯仲一两

用法：水煎服，一日二次。

尿 路 感 染

本病多由细菌从尿路上行感染引起。表现为尿频、尿急、尿痛，一般女性多见。

方药：

1.三白草二两

用法：水煎加酒冲服。

2.鲜丝瓜3至5条　红糖适量

用法：上药用冷开水洗净，纱布包裹，捣烂取汁拌红糖服，一日一剂。

3.滑石五钱　栀子四钱　扁蓄三钱

用法：水煎服，一日一剂。

4.芭蕉根一两　旱莲草一两

用法：水煎服。

37

1949

新 中 国
地 方 中 草 药
文 献 研 究
(1949—1979年)

1979

5.金钱草一两　车前草一两
生栀子三钱　淡竹叶三钱
用法：水煎服，一日一剂。

6.车前草一两　马鞭草五钱　扁蓄五钱
用法：水煎服，一日二次。

7.车前草三两　鱼腥草二两　石苇二两
用法：水煎服，一日二次，为十次量。

8.金钱草　瞿麦　鸭跖草　扁蓄各五钱
用法：水煎服，一日一剂。

9.金钱草八钱　车前草五钱
海金砂五钱　二花五钱
用法：水煎服，一日一剂。尿痛加二面针三钱。

10.鱼腥草四钱　石苇四钱　海金砂三钱　茅根六钱　凤尾草六钱
用法：水煎服，一日一剂。

11.石苇四钱　白花蛇舌草六钱
半边莲六钱

38

用法： 水煎服，一日一剂。

肾　炎

　　肾炎，是身体感染细菌后，引起两侧肾脏变态反应的疾病。以浮肿、血压增高、少尿、蛋白尿和血尿为主要表现。按发病的情况，可分急性肾炎和慢性肾炎两类，急性肾炎儿童多见。慢性肾炎多为急性肾炎转变而来。

一、急性肾炎：

　　方药：

　　1. 车前草二两　鸭跖草一两五钱

　　　　用法： 水煎服，一日二次。

　　2. 鲜紫背浮萍一两　生姜皮五钱

　　　　用法： 水煎服，一日二次。

　　3. 陈葫芦瓢一两　荠菜根二两

　　　　车前草一两　金钱草二两

39

1949

新中国
地方中草药
文献研究
(1949—1979年)

1979

用法：水煎服，一日一剂。

4. 败酱草一两　白茅根一两

凤尾草五钱　半边莲一两

鱼腥草一两　甘草五钱

用法：水煎服，每日一剂。

二、慢性肾炎：

方药：

1. 鲜车前草一斤　白糖一两

用法：将草捣烂取汁加白糖，用开水冲服。一日三次，二天服完。

2. 蟾蜍一个（饿5至7天）　木通一钱

商陆一钱

用法：蟾蜍去头皮内脏，纳药于腹内，纸包煨熟，焙干研末分二次服，每次一钱。

3. 鸡蛋一个　酒曲一个

用法：将鸡蛋大头部打一小孔，纳入酒曲，蒸熟食之，每天一个，连服七天。

40

4.葫芦瓢一两　冬瓜皮一两　大枣十枚

　　用法：水煎服，一日一剂。

5.炒二丑四两　大枣二两　红糖二两

　　生姜一斤

　　用法：将二丑研末，大枣去核捣成泥和红糖，再取生姜汁共糊为丸。分成五等份，分二天半服完。

小　儿　遗　尿

　　方药：

1.不落水的鸡内金一个　鸡肠一付

　　猪尿泡一个

　　用法：上药焙干为末，早、晚各服一次，每次二钱。

2.金樱子一两　毛姜五钱

用法：水煎服，每日一剂，连服一周。

3.乌药二钱　益智仁二钱　山药五钱

41

1949

新 中 国
地方中草药
文 献 研 究
(1949—1979年)

1979

猪尿泡一个

用法：将上药放入猪尿泡内炖服，吃尿泡喝汤。

4.金樱子二两　瘦肉一两

用法：药肉同煮，加盐少许，去渣吃肉喝汤。

高 血 压 病

高血压病是由于血管系统神经调节障碍所引起的动脉血压 增 高（超 过 140/90 mmHg）为主要表现的慢性病，常并有头晕、头痛、失眠、健忘等症状。

方药：

1.葵花盘二两

用法：水煎服，每日二次。

2.海带一两　十大功劳一两
草决明一两

42

用法：水煎服，一日一次，连服一周。

3.锦鸡儿一两　青箱子六钱
夏枯草六钱　草决明三钱

用法：水煎服，每天一次，或将上药加倍熬膏服用。

4.玉米须半斤　夏枯草　红枣各一斤
臭牡丹四两

用法：上药加水三斤　煎成一斤过滤，加红糖一斤熬成膏，为五天量，每日三次。

5.锦鸡儿八钱至一两

用法：水煎分三次服。

6.玉米须三两　玄明粉一钱

用法：水煎当茶饮，一日一剂。

7.何首乌五钱　夏枯草一两　地龙四钱

用法：水煎服，一日一剂。

43

1949
新 中 国
地 方 中 草 药
文 献 研 究
(1949—1979年)
1979

心 绞 痛

心绞痛以心前区（胸骨后）闷胀或阵发性刺痛（常向左侧肩、颈部放射）为主要症状。

方药：

1. 丹参一两

   用法：水煎服，一日三次。

2. 全瓜蒌五钱　薤白三钱　法夏三钱　白酒适量。

   用法：水煎服。

3. 全瓜蒌一两　薤白三钱　红花二钱　桃仁三钱

   用法：水煎服。

4. 毛冬青根四两

   用法：水煎服，一日一剂。

5. 万年青六钱至一两

44

用法：水煎分二次服，十天为一疗程。控制心力衰竭达饱和量为每公斤体重五分至一钱。每日六小时服一次，每天维持量为饱和量的1/15。

备注：可用于肺原性心脏病合并心衰患者。

神 经 衰 弱

神经衰弱是由于长时间的精神过度紧张，疲劳或意外的精神刺激引起的疾病。表现为：发病慢，病程长，症状多。以头痛、失眠、注意力不集中、记忆力减退等症状为主。

方药：

1.丹参一两　夜交藤二两

　　用法：水煎服，一日一剂。

2.女贞子一两　旱莲草一两

45

1949

新 中 国
地 方 中 草 药
文 献 研 究
(1949—1979年)

1979

用法：水煎服，一日一剂，也可加糖熬成糖浆。

3. 酸枣树根一两　丹参四钱

用法：水煎服，一日一剂。

4. 灵芝一两　白酒半斤

用法：酒泡灵芝，一日服二次，每次五钱至一两。

5. 女贞子　旱莲草　丹参　水灯芯各
　　十两　松针一斤

用法：将女贞子、丹参、旱莲草共研细末，过筛，粗头与灯芯草、松针共煎汁过滤去渣，和上药末炼蜜为丸，每丸重三钱，一日三次，每次服一丸。

癫　痫

癫痫，俗称"羊痫风"。发作时病人突然尖叫一声，扑倒在地，完全失去知

46

觉，两眼上翻或斜视，口吐白沫，全身抽搐，抽后躁动或鼾睡，有时二便失禁。不发作时如常人。

方药：

1. 胆南星二钱　远志二钱　石菖蒲三钱

　　羌活三钱　香附二钱　郁金二钱

　　全蝎一钱　蜈蚣二条　僵蚕一钱

　　白芷--钱　巴豆五分　朱砂六分

　　茯苓二钱

　　用法：研末水泛为丸，一日服 2 至 3 次，每次服一钱。

2. 郁金九两　白矾二两

　　用法：共研细末，面糊为丸，一日三次，每次服一钱，开水送服。

3. 柞蚕蛹（或家蚕蛹）六十八个　冰糖适量。

　　用法：将蚕蛹洗净，加冷水、冰糖煎熟，一次吃完。

47

1949

新　中　国
地 方 中 草 药
文　献　研　究
(1949—1979年)

1979

4.黄瓜藤二两

用法：将藤切片，加水 300 毫升，煎取汁60毫升，分二次内服。

血小板减少性紫癜

本病是由于血小板减少引起的皮肤、粘膜、内脏出血性疾病。

方药：

1.血余炭　韭菜汁各二两五钱

用法：分次开水冲服，每日三次，每次二钱。

2.生地五钱　丹皮三钱　赤芍三钱

炮猪蹄壳一两

用法：水煎服，一日一剂。

48

关　节　炎

关节炎（筋骨痛）是一种慢性骨关节病，多因受风寒、潮湿引起。表现为游走性关节酸痛，运动不灵活，反复发作可致多个关节活动受限、畸形、僵硬。

方药：

1.硫黄适量

　　用法： 用醋磨碎敷患处。

2.葱白　生姜适量

　　用法： 捣烂炒热敷患处。

3.花椒　葱头各一把　小麦四两

　　用法： 捣烂炒热敷患处。

4.豨莶草一斤

　　用法： 晒干研末，水泛为丸，每日三次，每次服三钱。

5.寻骨风一两　威灵仙四钱

49

1949

新中国
地方中草药
文献研究
(1949—1979年)

1979

虎杖五钱。

用法：水煎服，一日三次。

6 威灵仙三钱　寻骨风五钱　丹参八钱
青木香五钱

用法：水煎服，一日三次。

7.乌梢蛇一条　威灵仙一两　五加皮一
两　羌活一两　大活藤五两　酒三斤

用法：上药用酒浸泡七天，一日服二
次，每次五钱至一两。

8.五加皮一斤　石南藤　铁棱角　南蛇
藤　威灵仙　寻骨风　大伸筋　狗脊
各半斤　八棱麻四两　活血藤四两
白酒十斤

用法：上药用酒泡一个月，每天服二
至三次，每次服五钱至二两，亦可外敷痛
伤。

9.虎刺半斤　雀不踏根二两
五加皮三两

50

用法：共研细末，一日三次，每次二钱，用酒吞服。

10.遥竹逍　五加皮　威灵仙　白茅根

茜草各一两

用法：水煎服，一日一剂。

11.锦鸡儿根五两　生姜一斤

红糖一斤　白酒一斤　水二斤

用法：文火煎熬，浓缩一半即成，早晚各服一次，每次服50至80毫升。服时用火煨热，服后即睡，盖被取微汗。

12.绣花针　五加皮　搜山虎各等份

用法：以酒精沉淀制针剂，肌肉注射用，每日一次，每次 2 至 4 毫升。

13.威灵仙适量

用法：研末用酒煎服，一日服二次，每次三钱。

14.威灵仙五钱　桑树枝一两

伸筋草一两　活血藤一两

51

1949

新　中　国
地方中草药
文　献　研　究
（1949—1979年）

1979

土牛夕一两　寻骨风一两

独活一两　黄精一两五钱

用法：白酒二斤浸七天，一日服二次，每次一两。

15.凤仙花十枚　搜山虎四钱

毛姜五钱　白酒一斤

用法：将药放入酒中浸泡，每晚服一次，每次服半汤匙。

糖　尿　病

糖尿病是一种以糖代谢紊乱为主的代谢障碍疾病。主要表现为：三多（多饮、多食、多尿），一少（消瘦）。

方药：

1.葛根三钱　花粉四钱　麦冬三钱

生地三钱　五味子二钱　甘草一钱

糯米一两

52

用法：水煎服，一日一剂，分二次服。

2.东北松内层皮二两

　　用法：瘦肉适量炖服。

3.鲜狗牙根　白木槿花根　水灯芯草

　　各一两

　　用法：水煎服，每日一剂。

夏　季　热

　　本病见于夏季，表现为儿童不明原因的长期发热，伴有口渴、多尿、烦燥、无汗等，直到秋凉症状自然消失。

　　方药：1.鲜芦根一两　鲜石斛三钱

鲜青蒿三钱　藕汁五钱

　　用法：水煎代茶饮。

2.小叶破铜钱适量

　　用法：水煎服，一日一剂。

53

1949
新中国
地方中草药
文献研究
(1949—1979年)
1979

3.鲜四叶萍

用法：洗净绞汁备用，一日三至四次，每次服30至40毫升。

4.鲜鸭跖草四两

用法：洗净绞汁，加糖冲服。

5.水牛角三两　鲜芦根二两

用法：水煎当茶服。

6.西瓜皮半斤　鲜嫩荷叶一张

用法：水煎当茶服。

中　暑

中暑俗称"发痧"，是人体不适应高温环境或因烈日曝晒引起的急性病。轻者可出现疲乏、头痛、头晕、口渴、恶心、胸闷，重者则昏迷、抽搐。

方药：

1.茅根　芦根　荷叶各等份　薄荷适量

54

用法：水煎服，一日一剂。

2. 绿豆一斤

用法：水煎供二十人服。

3. 鲜芦根一两

用法：水煎服。

4. 全西瓜一个

用法：捣烂加冷开水一小碗，取汁，放食盐少许服。

中 毒

是误服或自服酒、砒霜、黄藤（断肠草）后，引起呕吐、腹泻、腹绞痛、昏迷、抽搐等症。

一、砒霜中毒：

方药：

1. 胆矾三分

用法：研末用水调服，促使吐出毒物。

55

1949
新　中　国
地方中草药
文　献　研　究
(1949—1979年)
1979

2.防风一两　绿豆二两

用法：水煎服。

3.鸭跖草一至二两

用法：捣汁服。

二、酒精中毒：

方药：

1.葛花一两

用法：水煎服。

2.枳椇子一两

用法：水煎服。

3.醋适量

用法：口服。

4.樟树内皮一把

用法：开水泡服。

三、黄藤（断肠草）中毒：

方药：

1.清肠草　纳肠稍　王标树各半斤（均为鲜品）　雄鸡血半斤（不能结块）

56

肥皂适量。

用法：先喝一碗肥皂水，接着喝鸡血，再将清肠草、纳肠稍与雄鸡分别煮汤（放四斤水煮）后，将二汤兑匀装好备用，当茶服。如发现急性患者，可将清肠草、纳肠稍、王标树捣汁急喝。

2.鲜羊血一碗

用法：一次服完。

备注：鸭、鹅血也可代用。

57

· 缺 页 ·

二、外、皮肤科疾病

疖

多因细菌入侵毛囊或皮脂腺所致。初出现小硬结，红肿热痛，中央出现一个黄色的小脓头，好发于头、面、颈、背及臀部，长在颜面的叫疔。

方药：

1.野菊花根叶

用法：野菊花叶捣烂外敷患处，根煎水内服。

2.野菊花一两　紫花地丁一两

用法：水煎内服，渣外敷。

3.野蜂窝（露蜂房）一个

用法：烧存性为末，麻油调敷。或浓

59

1949

新 中 国
地 方 中 草 药
文 献 研 究
(1949—1979年)

1979

煎取汁，用纱布浸泡外敷。

4.丝瓜叶　五爪龙　蓖麻叶　均为鲜品

用法：任选一种，捣烂外敷。

5.野菊花六钱　二花五钱　蒲公英五钱
紫花地丁五钱　天葵子三钱

用法：水煎服。

痈

痈，俗称"瘩背"，是多个毛囊或皮脂腺受细菌感染所引起的皮肤化脓性炎症。好发于后颈部、背部，开始局部皮肤呈大片红肿凸起，疼痛剧烈，发展迅速，皮肤表面出现多个脓头，中央坏死，常伴有畏寒高烧等症。

方药：

1.野菊花一两　紫花地丁一两
蒲公英一两　二花四钱　甘草二钱

60

用法：水煎服，一日一剂。

2.犁头草　七叶一枝花　石蒜　木芙蓉

野莴苣　白蔹　均为鲜品

用法：任选一种，洗净捣烂外敷患

处。

3.蒲公英二两　葱三根

用法：将上药水煎兑酒服，渣外敷。

4.路边菊五钱　二花五钱　生何首乌

一两

用法：水煎服，一日一剂，分二次

服。

5.陈醋四两　蓖麻子五十粒　盐一撮

用法：将药捣烂，搅匀外敷。

6.癞蛤蟆二十个　樟脑四两

黄丹一斤半　麻油二斤

用法：先将麻油煎开，再将活癞蛤蟆

放入油锅里同煎，待癞蛤蟆煎成炭状时取

出，再炼油，此时火要大，又要时时搅

61

1949

新 中 国
地 方 中 草 药
文 献 研 究
(1949—1979年)

1979

动，直炼到滴油成珠，然后减火加入黄丹，边加边搅动，直到黄丹全部熔化为止，锅即离火，稍凉一会，加入樟脑，放在地下冷却，一昼夜即成。用时根据患处面积大小，取药膏分摊于消毒纱布上，贴于患处。

7. 二花一两　杠板归二两　十大功劳茎一两半

用法：将上药浓煎成200毫升，过滤得黄色澄清液，纱条浸渍，换药用，一日一次。

8. 木兰叉（马良茶　野木兰）一两鸡内金三钱　冰片一钱

用法：木兰叉根皮洗净晒干，用麻油炒黄，鸡内金洗净晒干，用沙炒黄，二味加冰片共研细末，撒入患部，一日或隔日一次。

62

化 脓 性 指 头 炎

本病是指手指末节的急性化脓性炎症。患指红肿，有剧烈的跳动性疼痛，手下垂时更重。

方药：

1. 蜈蚣一条　猪胆一个　雄黄二钱

用法：将蜈蚣和雄黄研末，放入猪胆内，套于患指上。

2. 凤尾草一把　雄黄三钱

用法：将上药煮沸熏患指。

3. 牛蒡子　黄柏　百草霜各等份
　　鸡蛋清适量

用法：将上药研末后，用鸡蛋清调敷。

4. 地南蛇三两

用法：煎水冷却后浸泡患指，每日三

63

1949

新 中 国
地 方 中 草 药
文 献 研 究
(1949—1979年)

1979

次，每次泡半小时。

　5.鹅不食草　半边莲　降龙草（鲜品）
　　各等份。

　用法：洗净捣烂外敷患处。

急 性 蜂 窝 组 织 炎

　本病是皮下软组织的急性化脓性炎
症。好发于四肢及颈部。局部红肿，热
痛，中心明显，边界不清，触之较硬，压
痛显著，后形成脓肿或逐渐吸收，伴有畏
寒、高烧。

　方药：

　1.木芙蓉叶70％　七叶一枝花根30％

　用法：上药研末过筛，加食醋或少许
蜂蜜，调成软膏备用。用纱布摊上软膏外
敷患处，一日一换。

　2.鲜南星　鲜半夏各等份

　64

用法：捣烂外敷（适用于本病初起）。

3.野菊花一两　蒲公英一两　二花一两
　　紫花地丁一两　七叶一枝花三钱
　　天葵子三钱

　　用法：水煎服，一日二次。

4.连翘　生甘草　生草乌　甘遂　荆芥
　　生川乌　防风　黄柏　二花各四钱
　　嫩荷叶适量

　　用法：上药煎汁去渣，再将荷叶放入药汁内煎开贮藏备用。用时将药荷叶贴患处，每日换三至四次。

5.明矾　皮硝　雄黄各等份

　　用法：研末桐油调搽。

6.白芨　白蔹各二两　枯矾五钱

　　用法：研末菜油调搽，溃疡时用。

65

1949

新 中 国
地 方 中 草 药
文 献 研 究
(1949—1979年)

1979

丹　毒

丹毒是皮肤或粘膜内的毛细淋巴管急性炎症，局部皮肤发红，颜色鲜红，清淅，稍隆起，与正常皮肤有明显分界。

方药：

1. 鲜油菜叶　马齿苋　野菊花适量

   用法：任选一种，捣汁外搽。

2. 紫花地丁五钱　二花　黄柏　车前牛夕　木通　萆薢各三钱

   用法：水煎服，每日一剂。

乳　腺　炎

乳腺炎又称"乳痈"，产后哺乳期妇女由于乳头损伤后细菌感染或乳汁积滞而成，以疼痛红肿变硬，触痛，乳汁流出不

66

畅为主症，且伴有恶寒发热，全身不适。

方药：

1.金鸡脚下红一至二两(鲜品二至四两)

用法：全草水煎服，连服三天，另用本药嫩尖或根适量捣烂外敷。

2.蒲公英一两　野菊花一两
兰草根一两　葱三根

用法：水煎服，其渣外敷。

3.全瓜蒌一个　橘叶五钱　乳没三钱

用法：水煎服。

4.青皮　炮甲　大贝母　甘草　白芷
各等份

用法：共研细末，一日二次，每次二钱，酒送服。

5.鲜蒲公英三两

用法：捣烂取汁内服，其渣外敷，一日一次。

6.蜂房一个　葱四两

1949
新 中 国
地 方 中 草 药
文 献 研 究
(1949—1979年)
1979

用法：鲜葱洗净，捣烂外敷，另用蜂房撕碎，放入铁锅中焙黄，研细，每日三次，每次一钱，用热黄酒一两冲服。服药期忌食生冷。

7.鲜山黄连（乌韭）一至二两

用法：水煎服，一日二次，同时捣烂外敷。

8.芙蓉花叶适量

用法：捣成泥敷患处。

9.丝瓜络

用法：将药烧存性和醋调敷。

急 性 淋 巴 结 炎

本病是由细菌侵入淋巴结引起。以淋巴结肿大、疼痛和压痛为主症，局部皮肤红肿，全身可有畏寒、发烧等症状。

方药：

68

1. 金线吊乌龟三片（约一方寸一块）

鸡蛋三个

用法：上药加水煮熟，吃蛋喝汤，服药期间，忌茶酒及辛辣食物，服药后一小时可以出现吐痰现象，不须处理。

2 土牛夕（鲜根）二两

用法：上药切碎，加水浓煎，取汁当茶饮，每日服一至二剂。

化 脓 性 骨 髓 炎

化脓性骨髓炎是骨组织化脓性感染，俗称"附骨疽"。好发于长管骨，以下肢骨为常见，可分急性、慢性两种：

急性骨髓炎：儿童多见，起病急，寒战高热，患肢活动受限，病变部位有持续性胀痛和明显压痛。急性骨髓炎治疗不当，可反复发作，患肢穿破流脓，形成窦

69

1949
新 中 国
地 方 中 草 药
文 献 研 究
(1949—1979年)
1979

道，经久不愈，成为慢性骨髓炎。

一、急性骨髓炎：

　　方药：

　　苦参八钱　土茯苓五钱　鱼腥草五钱

　　二花五钱　甘草三钱

　　用法：水煎服，一日一剂。

二、慢性骨髓炎：

　　方药：

　　1.蜈蚣一条　鸡蛋一个

　　用法：先将蜈蚣焙干研末，再将鸡蛋的一头打一小孔，把蜈蚣末装入鸡蛋内，用纸封口，放饭上蒸熟，一日一次，一次服用，六天为一疗程。

　　2.生川乌六钱　生草乌六钱　生南星六钱

　　　生半夏六钱　闹羊花六钱　荜拨一钱

　　　花椒一钱　胡椒一钱　七叶一枝花四钱

　　用法：烘干研细末，过100目筛，瓶装密封，每日二次，每次三至五分，用野

70

葡萄根一两煎水送服。

备注：本方有毒，服用时必须严格控制用量。

下 肢 溃 疡

下肢溃疡俗称"臁疮"，是由于下肢静脉曲张或外伤后反复感染所致，易发生于小腿下三分之一处。溃疡的地方常流脓流水，周围皮肤变薄变黑，多伴有湿疹。

方药：

1.桐油一碗　蜈蚣五条　纸雨伞衣一尺

用法：将蜈蚣和雨伞衣浸入桐油内一周，取出伞衣贴患处。

2.陈石灰粉3至5斤　桐油适量

用法：将上药做成饼状，先将伤口用茶叶水洗净，再按伤口大小，将饼贴敷患处，纱布包扎，早晚各换药一次。

71

1949
新　中　国
地 方 中 草 药
文 献 研 究
(1949—1979年)
1979

3.腊树叶适量

用法：煮熟取汁外洗，叶外敷，一日一次。

4.樟树叶一两（醋煮晒干）　癞蛤蟆二个（油煎）　雄黄五分

用法：上药共研末，先用盐水将患处洗净，再用麻油调搽，每日换一次。

5.黄柏一钱　轻粉一钱　乳没各五分黄连五分　儿茶五分

用法：研末分次撒用。

6.夹竹桃叶适量　大蓟三钱　蒲公英五钱　南五味藤根三钱　二花五钱

用法：将夹竹桃叶焙干研末，用香油调成糊状外敷。余药水煎内服。

7.桑叶　醋

用法：将桑叶放在醋中，浸湿用陶器煮沸二十分钟，取出桑叶敷患处。

8.虎杖　土黄连　千里光　野菊花

72

各一两

用法：水煎内服和湿敷。

睾 丸 炎

本病由细菌感染所致。表现为睾丸肿胀，疼痛，并放射至腹股沟处，局部皮肤紧张发红，并有发热等症状。

方药：

1. 小茴二钱　紫背天葵一两　荔枝核十四枚

用法：水煎服，一天一剂。

2. 海金沙根四两　猪肉二两

用法：药肉同煮，吃肉喝汤，一日一次。

1949

新 中 国
地 方 中 草 药
文 献 研 究
(1949—1979年)

1979

颈 淋 巴 腺 结 核

本病又称"瘰疬"。是由于结核杆菌侵入颈部淋巴结内引起的慢性疾病。多发青少年，以颈部单侧或双侧出现单个或多个淋巴结肿大为主症。初期较硬，无痛，可以推动，以后可与皮肤和周围组织粘连，成不易推动的结节状肿块。破溃流脓则形成不易愈合的瘘管或溃疡。

方药：

1.痰药二至四两　鸡蛋数个　红糖适量

用法：先煎痰药，后入鸡蛋煮，蛋煮熟后，去壳再煮，煮好后滤出药汁，入红糖搅匀，喝药汁吃蛋，成人每次喝一小碗，吃鸡蛋三至五个，小儿酌减，一天一次，连服二天，隔七天再依原法服用。

2.天葵子五至七粒　鸡蛋一个

74

用法：先将鸡蛋一个打一小孔，放入天葵子五至七粒，用纸糊上，放饭上蒸熟，每日服一个，七至十二天为一疗程。

3.斑蝥一对

用法：烧存性研末，醋调外敷。

4.九头狮子草一至二两（鲜品）

红枣30个

用法：水煎服，每日一次。

5.全蝎一个　核桃肉一个

用法：将全蝎纳入核桃内，研末，每日一个，用酒送服。

6.夏枯草一斤　连翘半斤　蓖麻子霜

四两

用法：将上药研末水泛为丸，每日一次，每次三钱，用酒送下。

7.土茯苓一两　川芎二钱　昆布三钱

海藻三钱　天葵子三钱　夏枯草五钱

大贝四钱　白芷四钱

75

1949
新中国
地方中草药
文献研究
(1949—1979年)
1979

用法：上药八味稍研，用猪大肠二尺，将药灌入肠内，两头扎紧，四周用针刺多个小孔，入锅煮，不放盐，破肠去药，吃肠喝汤，一次服完，连服七天。

8.猫爪草五钱至一两

用法：水煎服，每日二次。

附 睾 结 核

本病是由结核杆菌引起，多发生青壮年，病程缓慢，常在一侧睾丸尾端发现小硬结，偶有疼痛或坠胀感。

方药：

紫背天葵　金星菜　紫花地丁各等份

用法：上药捣烂外敷患处，内服阳和汤，一日一剂，小金丸，一天二次，每次一粒。

76

慢性前列腺炎

本病为前列腺慢性充血所致，亦可由细菌感染引起，常有尿频、尿急、尿痛、尿道有白色分泌物排出，会阴部及腰骶部疼痛。

方药：

1. 崩大碗　车前草　木通　白茅根各四钱

   用法：水煎服，一日二次。

2. 紫花地丁一两　丹参五钱

   车前草五钱　海金沙五钱

   用法：水煎服，每日一剂，一日服二次。

疝

本病是因腹壁薄弱、缺损或腹内压力

77

1949

新　中　国
地 方 中 草 药
文　献　研　究
(1949—1979年)

1979

增高所致。在腹股沟出现包块，平卧时，包块缩小或消失，站立时增大，小儿、老年人多见。

方药：

1.川楝二钱　橘核二钱　小茴二钱
　荔枝核五钱　乌药三钱

用法：水煎服。

2.鲜天荞根五钱　猪肉一两　红糖少许

用法：先将天荞根水煎取汁，再加猪肉煮熟为度，然后加入红糖少许，分三次，睡前服用。

3.野鸭椿子　木贼草各二两

用法：水煎服，一日服一剂，分二次服。

单 纯 性 甲 状 腺 肿

本病俗称"粗颈子病"。主要是由于人体缺碘而引起甲状腺组织增大。其表现

78

为颈部一侧或双侧出现大小不等的肿块，可随吞咽上下活动。

方药：

1. 夏枯草一两　海带皮一两　牡蛎一两
海藻一两
用法：水煎当茶饮。

2. 海带
用法：煮汤常服。

3. 猪甲状腺
用法：焙干研末分服，每天三次，每次一分。

4. 射干　黄独各半斤
用法：上药用白酒二斤浸泡一周后，每日三次，每次服一小两。

急 性 阑 尾 炎

本病可因异物或寄生虫进入阑尾腔造

1949

新 中 国
地 方 中 草 药
文 献 研 究
(1949—1979年)

1979

成梗阻或因细菌侵入阑尾壁引起。初起为上腹或脐周围隐痛，后转移到右下腹部，有固定性压痛、反跳痛和肌肉紧张，并伴有恶心、呕吐、发烧等。

方药：

1.大血藤　十大功劳各二两

　　用法：水煎服，一日三次。

2.大血藤--两　天丁五钱　桃仁三钱
　　冬瓜子--两

　　用法：水煎服，一日二次。

3.十大功劳　蒲公英　二花各一两
　　连翘五钱

　　用法：水煎服，一日二次。

4.蒲公英半斤　二花半斤　大青叶半斤
　　鱼腥草半斤

　　用法：先将鱼腥草蒸馏成1：1，再将残渣与其它三味药用水提取二次，再用酒精提取二次，后加0.2%活性炭，PH调

80

致8，封于2毫升安瓿中，灭菌即得，肌肉注射，每天1至2次，每次 2 至 4 毫升。

5.辣蓼

用法：将干辣蓼研细末，水泛成丸，口服，亦可煎服。丸剂：每日口服一钱（分三次服），汤剂：用新鲜辣蓼二两五钱（十六两制）加水两碗，煎取一碗，分二次服。

6.大黄三钱　丹皮三钱　蒲公英五钱
　桃仁三钱　川朴三钱　广香二钱
　苡仁五钱　败酱草四钱

用法：水煎服，一日一剂。

7.赤芍五钱　桃仁三钱　蒲公英五钱
　丹皮五钱　川朴三钱　败酱草五钱
　广香二钱　苡仁五钱　归尾五钱

用法：水煎服，一日一剂。

8.芋头　生姜各等份

81

1949

新 中 国
地 方 中 草 药
文 献 研 究
(1949—1979年)

1979

用法：将上药洗净后共捣烂，加适量面粉调成泥状，敷于右下腹，每天二次，每次二小时。

胆 囊 炎 与 胆 石 症

急性胆囊炎多由胆囊梗阻，细菌感染所致。胆石症又可并发胆道炎症，二者互为因果，同时存在。其主要症状为右上腹或上腹部阵发性绞痛和压痛，伴恶心、呕吐、发烧、黄疸等症。

方药：

1.连钱草　虎杖　田基黄　过路黄
　地胆草　二花　蒲公英　木贼
　阴行草　大青根　黄栀子根

用法：任选3—5味，各一两，水煎服，每日一剂。

2.虎杖根二两

82

用法： 水煎服，每日二次。

3. 柴胡三钱　　条参三钱　　蒲公英五钱

　　法夏二钱　　地丁四钱　　天葵子三钱

　　二花五钱　　川楝五钱　　玄胡三钱

　　川朴三钱　　大黄三钱　　茵陈五钱

用法： 水煎服，每日二次。

4. 金钱草一两　茵陈五钱　　川朴三钱

　　郁金三钱　　广香二钱　　川楝五钱

　　姜黄三钱　　大黄三钱　　芒硝三钱

　　蒲公英四钱

用法： 水煎服，每日二次。

5. 茵陈一两　　柴胡三钱　　海金沙一两

　　金钱草二两　川楝子四钱　青皮三钱

　　枳壳六钱　　二花五钱　　白芍四钱

　　广香三钱　　大黄四钱　　内金三钱

用法： 水煎服，每天一剂，分二次服。

83

1949

新中国
地方中草药
文献研究
(1949—1979年)

1979

肠　梗　阻

本病是由某些原因引起肠管正常运行障碍，使肠内容物不能通过所致。表现为：阵发性腹痛、呕吐、腹胀，不排气和不排便。

方药：

1. 乌梅五钱　槟榔五钱　川朴三钱

   川楝四钱　川椒二钱　使君子肉四钱

   大黄三钱　芒硝三钱

   用法：水煎，一日一剂，分二次服或鼻饲。

2. 莱菔子一两　川朴一两　枳实五钱

   大黄三至五钱（另包后下）

   芒硝三至五钱（冲服）　乌药四钱

   赤芍五钱　桃仁三钱

   用法：水煎服，一日一剂，分二次服

84

或鼻饲。

胆 道 蛔 虫 病

本病是肠蛔虫钻入胆道而发病。以突然发生的右上腹及剑突下阵发性钻顶样绞痛为特症。痛时辗转不安，缓解时如常人，常伴有恶心呕吐或吐蛔虫等症。

方药：

1.乌梅五钱　　槟榔五钱　　川楝五钱

　川朴三钱　　广香二钱　　黄柏三钱

　川椒二钱　　川连二钱

用法： 水煎服，一日一剂。

2.乌梅一两　　茵陈五钱至一两

　青木香三钱　　大黄三钱至五钱

用法： 水煎服，一日一剂。

3.姜木香一两六钱　　苦楝根皮一两

　蒜盘子根一两

85

1949

新 中 国
地方中草药
文 献 研 究
(1949—1979年)

1979

用法：水煎服，一日一剂，分三次服。

4. 食醋一两

　　用法：一次服完。

5. 虎杖根五钱　野花椒三钱　陈皮五钱
　　青木香三钱　苦楝根皮五钱
　　茵陈一两　食醋一两

　　用法：水煎服，用醋为引，一日二次服完。

6. 新鲜香附子十粒　白酒一两

　　用法：将香附捣烂，放入酒内服。

泌 尿 系 结 石

本病包括肾、输尿管、膀胱和尿道结石。为泌尿系统常见病之一。以腰部绞痛、尿血、排尿困难为特征。

方药：

86

1. 车前草四两　桃仁八钱　木贼八钱

   用法：水煎服，一日二次。

2. 海金沙五钱　金钱草一两

   车前草五钱

   用法：水煎服，每日一剂，连服十剂。

3. 冬葵子一两　金钱草二两　桃仁四钱

   牛夕五钱

   用法：水煎服，一日一剂。

4. 扁蓄一两　瞿麦五钱　海金沙一两

   石苇五钱　萆薢四钱　金钱草二两

   用法：成人每天一剂，加水300毫升，浓煎100毫升，分二次服。

5. 萆薢四钱　生地四钱　木通三钱

   赤苓三钱　泽泻三钱　车前仁三钱

   滑石六钱　石苇五钱　金钱草五钱

   琥珀二钱　甘草一钱

   用法：水煎服，每日一剂。

1949

新 中 国
地 方 中 草 药
文 献 研 究
(1949—1979年)

1979

血栓闭塞性脉管炎

本病又称"脱疽"，是一种慢性进行性血管性疾病。病变多累及四肢，下肢好发，男性青壮年发病率高。以肢冷，剧痛，间歇性跛行，肢端焦黑坏死，指（趾）节脱落为主症。

一、偏寒型：患肢喜暖怕凉，肢端冰冷，皮色苍白，麻木疼痛，尤以遇冷痛甚。

方药：

当归一两　甘草二钱　川牛夕五钱
制乳没各三钱　桂枝三钱　寄生四钱
苡米五钱　木瓜四钱　细辛一钱
用法：水煎服，一日一剂。

二、偏热型：患肢剧痛，日轻夜重，喜凉怕热。

88

方药：

紫花地丁一两　生地八钱　二花一两

赤芍三钱　丹皮三钱　玄参八钱

甘草三钱　板兰根六钱　川柏三钱

用法：水煎服，一日服一剂，十天为一疗程。

破　伤　风

本病是感染破伤风杆菌引起的。不清洁的伤口，旧法接生，易得此病，新生儿破伤风，俗称"脐风"。以肌肉痉挛和僵直为特征。表现为张口困难，牙关紧闭，继之面部肌肉痉挛（苦笑面容）和角弓反张。

方药：

1.头发（以白为好）　苎麻各四两

用法：烧灰成性研末分三包，每次一

1949
新 中 国
地 方 中 草 药
文 献 研 究
(1949—1979年)
1979

包，酒吞服。

2.防风三钱　白芷五钱　僵蚕三钱

秦艽五钱　钩藤五钱　蝉蜕一钱五分

用法：共研末，每天三次，每次三钱，酒送服。

软 组 织 损 伤

多由挫、扭、挤、压等引起。局部疼痛肿胀，功能活动受限，皮下可出现青紫色瘀血斑。

方药：

1.白芷一斤　大黄一斤　生半夏八两

丹参一斤　栀子一斤　黄药子一斤

草乌一两　生南星四两　樟脑一两

酒精三两　淀粉八两　羊毛脂一斤

凡士林四斤

用法：（1）将前八味中草药焙干，

90

研细过筛，取细粉置铜锅内，加沸水，在小火上不断搅拌成稀糊状，再加淀粉，搅成稠糊（防止焦化）。

（2）离火，加羊毛脂拌匀。

（3）将凡士林加热熔化，加入羊毛脂糊内拌匀。

（4）另将樟脑（或冰片）溶于酒精内加至（3）内拌匀即成，外敷伤处。

2.鲜金不换（土大黄）七两　天花粉五两

红花一两　当归五两　木通四两

用法：先将金不换根皮剥下，切细捣成泥状，再将其余四药炒焦研末，用甘油调成膏。在敷药前先在伤处推拿，然后敷药，也可只用金不换一味捣烂外敷。

3.栀子二两　四叶细辛二两　螃蟹一只

韭菜根三两

用法：取上药鲜品共捣烂外敷伤口。

4.生栀子　土大黄各等分量

1949

新 中 国
地 方 中 草 药
文 献 研 究
(1949—1979年)

1979

用法：上药共研细末与面粉、白酒加热调成糊状，外敷痛处，隔日一换。

5.生栀子　鲜八棱麻茎叶　鲜鸢尾根茎
　　鲜葱（连根）

用法：上药任选一种（用量视伤处面积大小而定），捣烂与酒加热调匀敷患处。

6.芫花根

用法：洗净、去粗皮、将白皮捣烂，做成绿豆大小的丸子，每次十二至十三粒，早晚用酒送服。

7.菊花三七根三两　八棱麻一两
　　白酒一斤

用法：先将三七根洗净切片晒干，与八棱麻一起放入酒中浸泡十天后备用，一日二次，每次服20毫升。

8.芫花根半斤　威灵仙五钱　茜草半斤
　　五加皮半斤　青木香半斤　槟榔五钱

92

乌药二钱　石南藤半斤

用法：共焙干研细末，炼蜜为丸，每丸重二钱，一日二次，每次服一丸。

9.八棱麻七两　威灵仙二两　川芎二两
络石藤五两　大血藤七两　九头狮子
草四两　六月雪五两　菊花三七二两

用法：上药焙干共研细末，水泛为丸，一日二次，每次服二钱。

骨　　折

骨受到外力的打击，发生断裂，称为骨折，以局部肿胀、疼痛、畸形和功能障碍为主要特征。骨折后，尽快地、正确地复位选用药物外敷后，随即固定。

方药：

1.泽兰叶二两　骨碎补二两　红花二两
接骨木二两　八棱麻二两　茜草二两

1949

新 中 国
地 方 中 草 药
文 献 研 究
(1949—1979年)

1979

生川乌一两　　生草乌一两　　乳香一两
逍遥竹一两　　青木香一两　　没药一两
白芷一两　　桃仁一两　　自然铜三两

用法：共研极细末，用糯米饭捶烂，敷伤处，包扎，外用小夹板固定。

2.土大黄一两　　景天三七五钱　　松树皮三两　　桑白皮一两（均用鲜品）

用法：上药共捣烂，与蜂蜜调匀，外敷伤口包扎，用小夹板固定。

外 伤 出 血

因各种外来暴力所致的身体表面出血。可分动脉，静脉和毛细血管出血三种。

方药：

1.木兰叉根皮一两　　白头翁一两　　野菊花二两　　马鞭草一两　　旱莲草二两　　生蒲黄五钱　　刘寄奴二两　　过江龙

94

（乌泡刺）一两　苎麻叶一两　马勃
五钱

用法：木兰叉用麻油炙，生蒲黄、苎
麻叶、过江龙三味微炒，再与另六味共研
极细末，外敷伤口。

注：刘寄奴有菊科植物奇蒿和金丝桃
科植物，黄花、小连翘二药均可应用。

2.白芨

用法：洗净焙干或晒干，研极细末敷
伤口。

3.旱莲草（全草）

用法：洗净晒干，研极细末敷伤口，
也可用鲜草洗净，捣烂敷伤口。

4.木本泥鳅串叶（醉鱼草）　木兰根
皮（木兰叉）等量。

用法：洗净晒干，研极细末外敷伤
口。

5.紫珠叶

95

1949

新 中 国
地 方 中 草 药
文 献 研 究
(1949—1979年)

1979

用法：洗净晒干，研极细末敷伤口。

6. 楤木花

　　用法：晒干研极细末敷伤口。

7. 松香　明矾　枯矾各等份

　　用法：共研极细末敷伤口。

8. 乌蔹莓　旱莲草　白茅根　月季花各等份

　　用法：洗净晒干，共研细末敷伤口。

9. 陈石灰　鲜韭菜等量

　　用法：将石灰研细末过筛，与韭菜混合捣烂，捣至石灰吸尽韭菜汁为度，阴干，研极细末，外敷伤口。

10. 仙人搭桥　闹鱼刁（醉鱼草）各等份

　　用法：洗净晒干，共研极细末敷伤口。

11. 旱莲草　仙鹤草各等量

　　用法：洗净晒干，研极细末敷伤

96

口。

12. 旱莲草一斤　地榆一斤　乌蔹莓半斤

用法：洗净晒干，研极细末敷伤口。

13. 旱莲草一两　白芨五钱　血余炭三钱

用法：共研极细末敷伤口。

14. 鲜破铜钱　月季花各等量

用法：洗净捣烂，外敷伤口。

15. 苎麻叶　刘寄奴叶　丝瓜叶　栗树叶
　　生半夏

用法：上药任选一种，鲜药洗净捣烂，外敷伤口。

冻　伤

冻伤是由于寒冷、潮湿引起局部血液循环障碍所致。表现为局部皮肤苍白、发紫、水肿发痒。重的可有水泡、溃烂，并

97

1949

新 中 国
地 方 中 草 药
文 献 研 究
(1949—1979年)

1979

有疼痛、甚至坏死。

方药：

1. 干红辣椒半斤　麻油一斤

用法： 将辣椒放入麻油内煎枯，过滤去渣用油搽伤处，每次搽后揉搓患处至发热。

备注： 溃后勿用。

2. 鲜萝卜

用法： 烧热切开，趁热外熨伤处，每日二至三次。

3. 尖辣椒根　茄子根等量　樟脑少许

用法： 将辣椒根、茄子根研细末加樟脑少许与凡士林配成20%的软膏外敷。

4. 茄子杆　棉油

用法： 将茄子杆烧存性研细过筛后，用棉油调成糊状，外敷伤处，一天2至3次。

98

毒 虫 咬 螫 伤

毒虫咬伤是指蜈蚣、蝎子、黄蜂螫伤，被螫处剧痛、红肿等症。

方药：

1.鲜丝瓜叶　人乳

用法：采丝瓜叶洗净，捣烂取汁，加人乳拌匀，外搽伤处。

2.嫩棉花叶　八角枫　马齿苋　美人蕉的花叶

用法：上药均为鲜品，任选一至两种，捣烂取汁敷伤处。

3.公鸡冠血

用法：取公鸡冠血搽患处。

4.雄黄二钱　独头蒜五个　95%酒精

用法：上药浸泡，擦于咬伤处。

99

1949

新 中 国
地 方 中 草 药
文 献 研 究
(1949—1979年)

1979

毒 蛇 咬 伤

　　毒蛇咬伤人体后，毒素引起出血或神经症状者，主要表现是：局部伤口疼痛，肿胀，迅速向近端扩展，常并患肢麻木，活动障碍，全身疲乏无力，头昏嗜睡，胸闷，呼吸困难，视力模糊，复视等，严重者可至死。

　　方药：

　　1.急解索　蛇含　破铜钱各二至四两

　　用法：上药均用鲜品洗净捣烂，外敷伤口。

　　2.五灵脂五钱　白芷五钱　雄黄三钱
　　　制乳没三钱

　　用法：将上药煎好去渣兑米酒服，病危加麝香二分，并取药渣外敷伤口。

　　3.半边莲　杠板归　破铜钱　半枝莲

100

地耳草　犁头草　七叶一枝花　杏香
兔耳风　乌蔹莓　鸭跖草　水蜈蚣
白花蛇舌草

用法：上药任选三至五种，用鲜品一
至二两，洗净捣烂，外敷伤口，也可煎水
内服。

4.防风　白芷各一两

用法：水煎服，一日三次。

5.（治"荞壳斗"毒蛇咬伤方）

①**内服药**：四叶细辛　地耳草各一斤

服法：上药鲜品洗净、捣烂，加红糖
或白糖适量搅匀，第一次吃一斤，以后每
隔二小时吃二两直至痊愈。

②**洗伤口药**：盐肤木叶（敷叶）急解
索各一斤

用法：上药煎水待冷，切排放毒血
后，勤洗伤口。

③**外敷药**：天冬　见毒消（腹水草）

101

1949
新 中 国
地 方 中 草 药
文 献 研 究
(1949—1979年)
1979

车前草各四两　毛茛二钱

用法：取鲜草洗净捣烂，敷于放毒血处，干后换药。

④箍围药：独脚伞（独脚菱陵菜）

用法：采鲜草洗净，捣烂取汁，加酒适量用毛笔蘸汁涂搽红肿上端一圈，以免红肿向上蔓延。

⑤收口药：五倍子　鳖鱼头各等份

用法：将上药焙枯，共研极细末，撒伤口上，一天一次。

收口药适用于中毒症状基本消除，伤处还未收口的患者。

拔　枪　弹　方

方药：

1.南瓜蒂适量

用法：将南瓜蒂烧存性，研末备用。

102

用药末撒敷伤口，一、二天后子弹可退出，继续敷此药能生肌收口。

2.老南瓜一斤　蓖麻子一两

土别虫10个　桐油适量

用法：混合上药，捣烂外敷。

烧　伤

本病是因各种热源，如热水、蒸汽、火焰等灼伤体表而造成的损伤，烧伤可分三度：

一度：皮肤红肿疼痛。

二度：皮肤起水泡、有剧烈疼痛。

三度：伤及皮下组织甚至肌肉和骨骼，伤部皮肤往往呈黄灰色或焦痂，创面干燥不流水，周围皮肤水肿。

方药：

1.虎杖根　　地榆根　　土大黄根　芙蓉叶

103

1949

新中国
地方中草药
文献研究
(1949—1979年)

1979

小青叶

用法：上药任选 1 至 2 种，研末，麻油调搽患处。

2.紫草根一份　麻油十份

用法：将紫草根洗净切碎晒干，放入麻油中，先浸泡半小时，然后加火煎炸，以紫草根炸枯为度出渣，装瓶备用。外搽伤口，一日三至五次。

3.桑树枝　槐树枝　柳树枝各二两（鲜品）　白腊一两半　血余（头发）一两　红糖一两　冰片粉五钱　凡士林一斤三两

用法：先将凡士林在铁锅内熔化后加入三枝，煎枯去渣，再加血余煎化成炭（炭渣尽量搅化），趁热用纱布过滤后，加白腊、红糖搅拌至溶化。待放至温热加冰片粉搅匀，用无菌软膏缸装好，外用。

4.白芷　紫草　忍冬藤　白腊各一两

104

冰片粉六钱　麻油一斤

用法：先将麻油煎热，然后将白芷、紫草、忍冬藤放入同煎，待白芷煎成焦黄色为度，用纱布过滤去渣，再将白腊放入搅匀，待微温后再放冰片即成，装瓶备用。用时先用0.1%高锰酸钾洗净创面，后涂此药，用消毒纱布包扎。

5.狗油

用法：将狗油用微火提纯油备用，日搽数次，保持湿润。

6.黄连　黄柏　大黄各五钱　冰片少许

用法：先将三黄研末过筛，后加冰片拌匀用麻油调成糊状备用。

7.活蚯蚓二两　白糖二两　冰片粉少许

用法：将蚯蚓洗净泥土，加入白糖不断搅匀，取汁加入冰片备用。先用淡盐水洗净伤口，再用消毒棉球蘸蚯蚓液，涂搽患处，每日四至五次。

105

1949

新 中 国
地 方 中 草 药
文 献 研 究
(1949—1979年)

1979

8.石灰一斤　麻油或桐油适量

用法：先将石灰加凉开水二斤左右，搅拌后取澄清液，再加入等量的麻油或桐油，搅成糊状，涂搽患处，一天三至五次。

痔

痔俗称"痔疮"，是痔静脉曲张引起的肛门病，多因便秘、久泻、久坐所致，分为内痔和外痔。

一、内痔：

主要症状是便血（鲜红色）和痔块脱出。

方药：

1.仙人搭桥二两

用法：水煎服，一日二次或煎水外洗。

106

2.地榆炭八钱　黄芩炭三钱　当归五钱
　　旱莲草一两　丹皮炭四钱　防风二钱
　　熟大黄四钱　黄柏三钱
　　用法：水煎服，一日三次。

3.地榆五钱　槐花五钱
　　用法：水煎服，一日二次。

二、外痔：

一般无症状，有时可发生剧烈的疼痛和肿胀。

方药：

1.五倍子五钱　青矾三钱
　　用法：水煎熏洗，一日二次。

2.白矾　槐花各等分
　　用法：水煎熏洗。

3.活螺丝三个　明矾少许　冰片一钱
　　用法：将螺丝去盖，放入明矾、冰片粉化水，肛门洗净，搽患处，一日三次。

107

1949

新 中 国
地 方 中 草 药
文 献 研 究
(1949—1979年)

1979

脱　肛

脱肛是直肠或直肠粘膜脱出肛门外的一种疾病。多见小儿及老年人。此症有缓慢的发病史，初起仅在通便时脱出，大便过后能自行收纳，中期脱出后需用手推回，后期则在咳嗽、起立、步行时容易脱出，不能自然回复，并有坠胀感，或出少量鲜血及粘液。

方药：

1. 党参一两　黄芪五钱　升麻二钱
   白术四钱　当归五钱　柴胡一钱
   白芍三钱　黄芩三钱　地榆四钱

   用法：水煎服，小儿酌减。

2. 鳖鱼头

   用法：烧灰存性，搽患处。

3. 煅龙骨三钱　木贼草（烧存性）三钱

108

冰片五分

用法：共研细末，蜜调搽患处，一日三次。

4.瓦松适量　五倍子三钱　白矾三钱

用法：煎水熏洗。

湿　　疹

湿疹是一种急性或慢性发炎的最常见的皮肤病。

一、急性湿疹：初起皮肤潮红，接着丘疹，丘疱疹，水疱继后发生，搔痒难忍，抓破后流黄水，结痂呈鳞屑状，分布对称，皮肤呈多形性，边界多不清楚。

方药：

1.苦参三钱　冰片四钱

用法：先将苦参焙干研末后加冰片共研细末，用麻油适量调成糊状，搽患处。

109

1949

新 中 国
地 方 中 草 药
文 献 研 究
(1949—1979年)

1979

2. 黄柏三钱　黄连二钱　野菊花四钱
　　栀子三钱　冰片二钱　地肤子四钱

　　用法：晒干共研极细末，用菜油适量调成糊状，搽患处。

3. 二花一两　土茯苓一两　地肤子四钱
　　枯矾三钱　蛇床子四钱　野菊花一两

　　用法：煎水洗患处，一日三次。

4. 炒花椒二钱　硫黄二钱

　　用法：共研细末，用油适量调搽。

5. 头发一把　松香三钱　白砒霜二分
　　雄黄一钱

　　用法：用草纸三张将上药研末卷成条状置入菜油内浸泡片刻搽患处，切勿入口。

　　二、慢性湿疹：患部浸润明显，粗糙肥厚，常有脱屑及色素沉着，手摸之硬如皮革。皮肤损害常为局限性，搔痒剧烈，尤在夜晚更甚，边缘较清楚，但缠绵难愈。

110

方药：

1. 苦参五钱　丹皮四钱　地肤子五钱
　赤芍三钱　生地一两　野菊花一两
　当归三钱　紫草根四钱
　用法：煎水服。

2. 艾叶四钱　枯矾四钱　蛇床子四钱
　苦参四钱　土茯苓一两　野菊花一两
　用法：水煎洗，一日二次。

三、婴儿湿疹（奶癣）：常见于比较肥胖的婴儿，多发生在二腮及前额，初起皮肤发红，干燥脱屑，奇痒，夜间啼哭尤甚，出现丘疹和水疱，破皮流黄水，淋漓不止，渐渐结痂，甚至可蔓延颈项胸腋等处。

方药：

1. 二花五钱　连翘二钱　丹皮二钱
　蝉蜕八分　苦参三钱　栀子一钱
　甘草一钱　土茯苓四钱

111

1949

新 中 国
地 方 中 草 药
文 献 研 究
(1949—1979年)

1979

用法：煎水外洗。

2.青黛三钱　冰片二钱　黄柏二钱

　黄连一钱　枯矾二钱　栀子二钱

用法：共研极细末，用纱布包好，洗净患处，然后搽扑。

四、阴囊湿疹：俗称"肾囊风"。急性皮色潮红，水疱、糜烂，慢性皮肤增厚，皮纹加深，颜色变白或变黑，剧痒。

方药：

1.益母草四两

用法：加水200毫升，浓煎至100毫升。每次服50毫升，一日二次。亦可外洗。

2.松针二两　地骨皮一两　吴萸五钱

用法：煎水熏洗，一日二次。

荨　麻　疹

本病俗称"狗风疙瘩"，是一种过敏

112

性常见的搔痒性皮肤炎。多突然发生，大小形状不一，色鲜红、淡红或瓷白，周围常有红晕，数小时后，可以迅速消退，不留任何痕迹，一日可反复发作数次，伴有剧烈搔痒。

方药：

1. 二花藤一两　槐花五钱　土茯苓二两
薄荷五钱　艾叶五钱　野菊花--两

　　用法：加水1500毫升，浓煎至800毫升，一日服二次，每次150毫升。

2. 鱼腥草汁

　　用法：鱼腥草（鲜品）1斤捣汁装入瓶内备用，外搽。

3. 枫杨叶　桃树叶各等量（鲜品）

　　用法：煎水洗，一日三次。

4. 鲜浮萍--斤

　　用法：煎水外洗，连洗二天。

5. 鱼腥草--两　半边莲--两　辣蓼五钱

113

1949
新 中 国
地方中草药
文 献 研 究
(1949—1979年)
1979

杠板归五钱

用法：水煎服，日服二次，加倍量可煎水洗。

6.苍耳草四两　杠板归四两

用法：鲜品水煎外洗。

7.银花一两　连翘三钱　炒僵蚕二钱

防风三钱　蝉蜕三钱（去头足）

归尾五钱　丹皮三钱　薄荷二钱

地龙三钱

用法：浓煎口服，一日三次。

8.芫荽菜二两（鲜品）蚯蚓十条

用法：水煎外洗，一日三次。

9.丝瓜叶（鲜品）四两

用法：将叶浓煎外洗，一日三次。

手　癣

初起为散在小水疱，常见于手指、掌

114

心，逐渐出现脱屑，皮损日益增多扩大，融合成片，边缘成不规则环形粗厚皱裂，形如鹅掌。

方药：

1.艾叶五两

用法：水煎沸置大口瓶内，用纱布盖住瓶口，患者将手心放在瓶口熏之。

2.二花藤　蒲公英各二两（均为鲜品）
枯矾三两

用法：将上药捣成泥状，加枯矾末调匀敷患处。

3.二花一两　丹皮三钱　蒲公英五钱
栀子三钱　赤芍三钱　土茯苓一两
蝉蜕三钱　生地五钱

用法：水煎服，一日二次。

4.打破碗花花鲜叶、博落回鲜叶等量

用法：捣烂加95％酒精浸泡至药面，一周后过滤备用，搽患处，一日数次。

115

1949

新 中 国
地方中草药
文 献 研 究
(1949—1979年)

1979

5.黄连一两　花椒五钱　酒精75％适量

　　用法：浸泡三天后备用，一日三次搽患处。

6.鲜土大黄半斤　醋二两

　　用法：将上药捣烂取汁去渣，一周后使用。搽患处，一日数次。

7.博落回八钱　枯矾二钱　醋少许

　　用法：前二药共研细末，用醋调匀，搽患处，每日二至三次。

接 触 性 皮 炎

　　接触性皮炎是皮肤接触到某种物质而发生的。初起时先在皮肤突然发生红肿，常伴有痒感或灼热感，甚则继发细小丘疹或水疱，此时痒痛交作，呈现糜烂流水。

　　方药：

116

1.二花一两　蝉蜕三钱（去头足）

　苦参四钱　荆芥三钱　丹皮三钱

　甘草二钱　栀子二钱　黄连二钱

　黄柏二钱　黄芩三钱

　用法：水煎服，一日二次。

2.青黛二两　冰片二钱　蛇床子三钱

　黄柏三钱　苦参三钱　黄连二钱

　栀子三钱　石膏六钱

　用法：将上药研成细末，用陈菜油调搽患处，一日三次。

3.秦艽五钱　防风五钱　独活三钱

　用法：水煎服，一日三次。

4.芦荟三钱　胡连三钱　黄连三钱

　鹤虱一钱　蝉蜕二钱

用法：研成细末，每日三次，每次五分，开水送服。

5.杨树叶三两

　用法：泡水洗，一日二次。

117

1949
新中国
地方中草药
文献研究
(1949—1979年)
1979

6. 八角枫二两　椿树皮二两

　　用法：煎水洗，一日二次。

7. 野花椒根一两　苦参四钱　甘草二钱

　　川黄柏三钱　二花藤一两　鹤虱五钱

　　苍耳子五钱

　　用法：煎水外洗（对脂溢性皮炎有效）。

神 经 性 皮 炎

　　本病多发颈部，初发时患部先有阵发性搔痒，经患者不断搔抓后，皮肤损害，渐逐出现聚集倾向的不规则的扁平丘疹，皮色呈淡褐色，表面光滑微亮或覆有糠状鳞屑，密集成群，久之丘疹融合成片，逐渐增大，皮肤增厚，干燥粗造，奇痒，夜间更甚，痛觉减退。

　　方药：

118

1.斑蝥四分　花椒八分　樟脑五分

冰片一钱（薄荷樟脑也行）

用法：将上药捣细用50％酒精100毫升浸七昼夜，涂患处，一日三次，若搽后起疱可用龙胆紫搽，勿入口。

2.砒霜一两　枯矾五钱　斑蝥五钱

白醋一斤

用法：前三药入醋浸泡一周，过滤去渣备用，同时先将瓶摇动，隔日涂搽患处一次，禁止入口。

带 状 疱 疹

本病是由病毒所引起的一种急性水疱性皮肤病。发病前常先有局部皮肤刺痛或灼热感。初起时，在病变部位先有带索状刺痛，逐渐皮肤发红，并发出密集成群如绿豆或黄豆大小的水疱，水疱集聚一处或

119

1949

新 中 国
地 方 中 草 药
文 献 研 究
(1949—1979年)

1979

数处，排列成带状，皮疹绝大多数发生在身体的一侧，常见于腰部、胸部及颜面部。

方药：

1.鲜丝瓜叶二两　雄黄一钱　冰片五分

用法：将丝瓜叶捣汁，加雄黄与冰片粉调匀搽患处，一日三次。

2.鲜五爪龙适量

用法：洗净捣烂外敷患处。

3.干蜈蚣三条　桐油三两

用法：将蜈蚣浸泡于桐油中，用文火煮开（不宜久煎）放冷后备用。外搽患处，一日三次。

4.鲜满天星一把

用法：捣烂取汁外搽患处。

5.七叶一枝花

用法：将上药（干品）用醋磨成糊状，涂患处，干后再搽。

6.鸡屎藤二两（鲜品）白酒适量

120

用法：将药加白酒少许浸泡二天，搽患处一日二次。

7.雄黄末三钱　朱砂一钱　白酒适量

用法：将前二药研成细末，用酒少许调成糊状搽患处。

狐　　臭

发于腋下，是汗液带有臭气的皮肤病。轻的在不出汗时几乎没有臭气发生，重的有特殊气味，其臭难近。

方药：

1.枯矾一钱　蛤粉五分　樟脑五分

用法：研末外搽。

2.雄黄　硫黄　蛇床子各二钱　蜜陀僧冰片各一钱　轻粉五分

用法：共研细末，干扑患处，或用醋调搽。

121

1949

新 中 国
地 方 中 草 药
文 献 研 究
(1949—1979年)

1979

3.蜘蛛二个　轻粉三钱

用法：将蜘蛛用土包，烧焦去土，与轻粉研成细末外搽。

122

三、妇产科疾病

月 经 失 调

成年女子的月经周期、月经量、经期异常改变或紊乱，称为月 经 失 调。可分为：月经先期、月经后期、月经过多、痛经、闭经等。

一、月经先期：

月经周期少于二十一天者，称月经先期。

方药：

1.丹参一斤

用法： 晒干研末，每晚睡前用黄酒送服，一次三钱，连服五天。

2.凤尾草　马鞭草　丹参　乌药

123

1949

新　中　国
地方中草药
文　献　研　究
(1949—1979年)

1979

大血藤各四钱　　陈皮　香附各三钱

用法：水煎服，一日二次。

二、月经后期：

月经周期在三十五天以上者，称月经后期。

方药：

1.益母草五钱　　艾叶三钱

用法：水煎服，一日二次。

2.炒艾叶三钱　桂枝二钱　生姜二片

用法：水煎服，一日二次。

3.月季花五钱　　红糖少许

用法：水煎服，一日一次，在经前连服五天。

4.益母草二两　　乌药五钱

用法：水煎加红糖适量，一日服二次。

5.金鸡脚下红　益母草　分经草
茜草各四钱

124

用法：水煎，加红糖口服。

6.炒陈艾叶一把，红糖一至二两

用法：浓煎去渣加红糖，投入鸡蛋三个片刻，吃蛋喝汤。

三、月经过多：

月经周期正常或稍有变化，经量多，经期延长。临床分血热型、气虚型、血瘀型。

（一）血热型：经期提前，经血量多，色深红或紫，间有血块。

方药：

1.川楝子三钱　丹参四钱　香附三钱

棕榈炭四钱　大黄炭四钱

用法：水煎服，一日二次。

2.贯仲炭一两　乌贼骨四钱

用法：上药研末，一日三次，每次服一钱。

3.地榆炭一两　三白草二两

125

1949
新 中 国
地 方 中 草 药
文 献 研 究
(1949—1979年)
1979

用法：水煎服，一日一剂。

4.旱莲草五两　益母草二两　红糖少许

　　用法：水煎服，一日一剂。

5.丹参五钱　小蓟一两

　　用法：水煎服，一日一剂。

6.侧柏炭　陈棕榈炭各一钱

　　用法：将上药瓦上焙枯研末，温开水吞服。

　　备注：此方可适当加百草霜、地榆炭、黄芩、荆芥炭等止血药。

7.乌蔹莓二钱　血见愁四钱　旱莲草四钱　仙鹤草二钱　益母草二钱

　　用法：水煎服，一日三次。

　　（二）**气虚型**：经期延长，经血量多，经血清稀，小腹空坠。

　　方药：

1.棉花根　仙鹤草各一两

　　用法：水煎服，一日二次。

126

2.棉（花）籽（炒黄去壳）　侧柏炭

各一两

用法：共研末，早晚用开水送服，每次服二钱。

3.金樱子半斤　益母草四两

用法：上药加水1000毫升，浓煎成300毫升，一日三次，每次服30毫升。

（三）**血瘀型**：经前腹痛明显，经血量多，有瘀块。

方药：

1.矮脚茶一两　椎木根一两

用法：水煎服，一日一剂。

2.老丝瓜络一至二条　红糖适量

用法：将药炒黄研末，一日二次，加红糖内服。

3.泽兰二两

用法：水煎服，一日二次。

四、痛经：

1949

新中国
地方中草药
文献研究
(1949—1979年)

1979

经期前后或经期间下腹疼痛及腰痛，甚者剧痛难忍。临床可分寒凝气滞型和气滞血瘀型两种。

（一）寒凝气滞型：表现为经前、行经期中，少腹疼痛，色暗红或紫，手足不温。

方药：

1.制香附三钱　益母草五钱　艾叶二钱

用法：水煎服。

2.胡椒　草果各五钱

用法：研末，一日服三次，每次一钱，酒冲服。

（二）气滞血瘀型：表现为经前或经期少腹胀痛、拒按、量少、色紫有血块。

方药：

1.桃仁二十粒　没药三钱

用法：水煎服。

2.制乳香三钱　制没药三钱　枳实二钱

128

桃仁三钱

用法：水煎服。

3.月月红根一两　三草花根五钱

　茜草一两　丹参一两　乌药五钱

　香附五钱　红鸡冠花五钱

用法：水煎服，一日一剂。

4.当归　凌霄花　肉桂　大黄各五钱

　红花一两

用法：研末，一日二次，每次一钱，酒送服。

五、闭经：

凡年过十八岁的女子，月经未来潮，或月经周期建立后三个月以上无月经者，均属"闭经"（除妊娠期、哺乳期停经外）。

方药：

1.芫花根一钱　茜草三钱　乌药三钱

　活血藤四钱　红花三钱

1949

新 中 国
地 方 中 草 药
文 献 研 究
(1949—1979年)

1979

用法：水煎服，一日一剂。

2.红花一两　黄酒一斤

用法：上药放入酒内浸泡一周，一日二次，每次服三钱至一两。

3.益母草　丹参　山查　丝瓜络各二两
月季花　桃仁各四钱

用法：上药任选一至二种，水煎服。

4.凤仙花子二钱至三钱

用法：水煎，早晚两次分服。

5.炒艾叶三钱　桂皮二钱　生姜三片

用法：水煎服，一日二次。

附：倒　　经

行经期间，不同程度的吐血、衄血，并有不适，头昏、头痛、面色潮红等症状。

方药：

130

1. 韭菜半斤

　　用法：水煎取汁，童便兑服。

2. 土牛夕一两

　　用法：水煎服。

子 宫 颈 炎

　　子宫颈炎俗称"带下"。多因分娩、流产或手术操作等损伤宫颈局部组织，或产褥期、经期不注意卫生，由细菌感染引起。表现为白带增多，呈黄白色，并伴有腰酸，腹痛，腹坠感等症。

　　方药：

1. 五倍子五钱　苦参一两　蛇床子三钱
　　花椒一钱　枯矾三钱　蒲公英一两

　　用法：上药浓煎，冲洗阴道，一日三次。

2. 石榴皮五钱　乌梅（去核）五钱

131

1949
新中国
地方中草药
文献研究
(1949—1979年)
1979

白芷二钱　白芨三钱　枯矾三钱
野菊花三钱

用法：将上药共研细末，再用甘油调成糊状，涂在带尾棉球上。取棉签擦净宫颈分泌物，然后以药棉球紧贴宫颈，留线端于阴道口外，八至十二小时取出，此法直至患部恢复正常止。

3.黄柏一两　五倍子三两　枯矾二两
冰片五分

用法：将黄柏、五倍子、枯矾三药分别焙枯研细末，后加冰片研匀。每次用药粉二克，撒在带线棉球上，将棉球直接置宫颈处，二十四小时取出棉球，七天上药一次，三次为一疗程。

盆　腔　炎

本病是指女性内生殖器（输卵管，卵

132

巢，子宫），由细菌感染引起的病变。临床分急、慢性二种。

急性多表现为恶寒、小腹痛、腰痛、白带多、浓稠有臭味、尿频等症。

慢性多由急性发展而来，主要表现为经常性下腹胀痛，白带增多，月经不调，不孕等症。

一、急性盆腔炎：

方药：

1. 丹参五钱　野菊花五钱　乌蔹莓五钱
赤芍三钱　蒲公英五钱　黄柏三钱

用法：水煎服，一日二次。

2. 乌蔹莓五钱　虎杖五钱　丹参五钱
玄胡三钱

用法：水煎服，一日一剂。

3. 苍术三钱　黄柏三钱　车前草四钱
苡仁五钱　白果五钱　椿根白皮二钱
鸡冠花一两

133

1949
新 中 国
地方中草药
文 献 研 究
(1949—1979年)
1979

用法：水煎服，一日二次。

4.苡米一两　苍术三钱　车前草五钱

泽泻五钱　黄柏五钱　法夏三钱

山药五钱　甘草一钱

用法：水煎服。

5.金樱子根二两　三白草五钱

鱼腥草五钱　车前子三钱　艾叶五钱

用法：水煎服，一日一剂。

6.土牛夕　椿根白皮各等份

用法：研末，一日二次，每次三钱，
酒送服。

7.三白草一两　无根藤五钱

金樱子一两　葵花盘半斤

用法：水煎服，一日二至三次。

8.向日葵茎去皮（切片）一两

用法：水煎服，日服一两，加糖，连
服一周。

9.萆薢五钱　土茯苓一两　甘草一钱

134

用法：水煎服。

二、慢性盆腔炎：

方药：

1.白鸡冠花一两　扁豆花二钱

用法：扁豆花晒干研末，用鸡冠花煎汤送服。每服一剂，连服数日。

2.棉籽二斤

用法：炒焦研末过筛，内服，每日三次，每次一汤匙。

3.白果（去壳）五钱　苍术四钱

用法：水煎服，一日一剂。

4.苡米二两　莲肉二两　白果仁八枚
云苓二两　桂元二两　黑豆二两
桔饼一两　白鸡冠花四钱

用法：先将白果仁、鸡冠花用布包好，再同其它药一起，放入猪肚内蒸好食之。

5.鹿角霜（不拘多少）

135

1949

新　中　国
地 方 中 草 药
文 献 研 究
(1949—1979年)

1979

用法：研末，每次二钱，酒冲服。

6.椿树根皮二两　胡椒十粒（打烂）

　　用法：水煎一次，分二次服。

7.煅龙骨　煅牡蛎　香附　干姜各等份

　　用法：研末，酒兑服，每服三钱。

阴　　痒

　　本症常因阴道不洁，由滴虫、霉菌感染所致，表现为阴道奇痒、白带增多呈灰黄色、味臭、有泡沫。

　　方药：

1.桃叶七斤　苦参一斤　蛇床子二两
　　虎杖一斤　野菊花一斤

　　用法：将桃叶加水30斤，煎成汁，去其渣，用桃叶汁再加余药浓缩成三斤，将药涂在带尾棉球上，置于阴道内。8至12小时后取出，每天一次，连续六天（为一

136

疗程）。

2.鱼腥草　无根藤（吐丝子藤）　朴硝　枯矾　五倍子各等份

用法：煎水洗浴。

3.辣蓼半斤（鲜品）

用法：洗净切碎，加水浓煎，先熏后洗，一日二至三次。

4.大蒜一两

用法：大蒜去皮洗净，加水适量，捣汁浸湿消毒纱布，睡前塞入阴道内，放置十五至三十分钟取出。连用七天。

5.桃树叶一斤（樱桃树叶更好）

用法：煎水坐浴，一日二次，连用3至4天。

6.鲜老松针二斤

用法：水煎取药液熏洗。

137

1949

新 中 国
地 方 中 草 药
文 献 研 究
(1949—1979年)

1979

子 宫 脱 垂

俗称"阴挺"。本病多因分娩损伤或产后劳动过早，致子宫位置沿阴道下降的疾病。按脱出程度分三度。一度脱垂：子宫位置下降在阴道内；二度脱垂：宫颈部分宫体露出阴道外口，三度脱出：子宫完全脱出阴道口外。

方药：

1.臭牡丹全草

用法：（1）内服：臭牡丹根一两或鲜品二两水煎一日分三次，用米酒冲服，十天为一疗程。（2）外洗：将臭牡丹茎叶约一斤，水煎一小时倒入盆内趁热熏蒸，待水温后坐浴，每日二次，每次半小时，坐浴后将纱布包棉球做成乒乓球大小之棉球，用线结扎成团（留线尾）放入阴

138

道后穹隆处，待下次熏洗时取出。

2.棉花根二两　枳壳五钱

　　用法：水煎服，一日二次。

3.食盐六两

　　用法：将盐炒热，敷百会穴。内服补中益气汤。

4.蜂蜜四两　葱白七根　鳖鱼一个苋菜一把

　　用法：共捣烂敷脐上。

5.蓖麻籽五十粒

　　用法：捣烂如泥，摊在白布上，贴百会穴，子宫上缩时，应及时将药揭下。

6.金樱子根　野鸭椿子各一两

　　用法：水煎服。

7.丝瓜络三两三钱　白酒一斤

　　用法：将丝瓜络烧存性，分成十四等份，早晚各服一包，白酒送服，七天为一疗程。

139

1949

新 中 国
地 方 中 草 药
文 献 研 究
(1949—1979年)

1979

8.癞蛤蟆一个　猪肚一个

用法：将癞蛤蟆剥皮，去内脏纳入猪肚内，煮熟去癞蛤蟆，食猪肚(不放盐)。

妊 娠 呕 吐

孕妇在停经四十天前后，开始出现轻度恶心，呕吐，厌食等反应，若反复呕吐影响健康，称为妊娠呕吐。

方药：

1.法夏二钱　橘皮二钱　竹茹三钱
黄连一钱　苏叶一钱五分
用法：水煎服，一日二次。

2.鲜竹茹五钱　鲜芦根二两
用法：水煎服，一日二次。

3.苏梗二钱　陈皮二钱　生姜三钱
用法：开水泡，经常喝。

4.灶心土二两

140

用法：布包水煎，澄清温服。

产 后 腹 痛

分娩后，子宫收缩引起的小腹阵发性疼痛。

方药：

1. 益母草一两　红糖一两

用法：水煎服。

2. 山楂（炒焦）二两　红糖一两

用法：水煎服，一日二次，亦可山楂研末冲服，每次三钱。

缺 乳

产妇在哺乳期间，身体虚弱或情绪不畅，致乳汁分泌甚少或全无。

方药：

141

1949
新 中 国
地 方 中 草 药
文 献 研 究
(1949—1979年)
1979

1. 土党参一两　奶参一两　薜荔果一两
木通三钱

用法：水煎服，一日二次。

2. 奶参一两　王不留行五钱

用法：水煎服，一日分二次服。

3. 地龙（蚯蚓）四条　红糖一两

用法：地龙洗净，放瓦上焙干研末，加红糖水冲服。

4. 寻骨风二两

用法：水煎兑酒二两冲服，一日二次。

宫　外　孕

本病是受孕卵在子宫腔外着床，发育，称宫外孕。表现为停经后有早孕反应，突然下腹一侧呈撕裂样剧烈疼痛，伴阴道不规则出血，恶心、呕吐、出冷汗等症。

142

方药：

1.红丹参　侧柏炭各五钱　赤芍　桃仁
各三钱　乳没各二钱

　　用法：水煎服，一日二次。

2.丹参一两　赤芍五钱　桃仁三钱
当归三钱　川芎三钱　阿胶四钱

　　用法：水煎服。

流　　产

俗称"小产"，在怀孕二十八周以前，妊娠中断，或有妊娠中断表现者。十二周以前称早期流产，发生在十二至二十八周之间为晚期流产。下腹坠痛和阴道流血为其主要表现。

　　方药：

1.杜仲一斤　乌枣一斤

　　用法：杜仲放盐水中浸泡七日，每天

143

1949
新 中 国
地 方 中 草 药
文 献 研 究
(1949—1979年)
1979

换水一次，捞起缓火炒断丝，研成细末，乌枣用好酒煮去皮核和杜仲末捣烂为丸，每晨用淡盐水送下三钱。

2.黄芪四钱　杜仲四钱　枯芩三钱
　　白术三钱　云苓三钱　阿胶三钱
　　续断三钱　甘草一钱　糯米一盅
　　用法：水煎服。

3.蚕茧带蛹十个　野苎麻根一两
　　用法：蚕茧烧存性，野苎麻根煎水吞服蚕茧，每日一次。

4.生地二两　砂仁三钱
　　用法：酒炒生地至干加砂仁研末，分二次用水酒各半送服。

5.鸡蛋三个　艾叶七片　苏叶七片
　　用法：共煮，去药吃蛋。

6.白术　杜仲各四钱　续断三钱
　　用法：水煎服，一日一剂。

144

四、眼、耳、鼻、喉科疾病

急 性 结 膜 炎

本病俗称"火眼"，由细菌感染或外界刺激（风、沙、烟、日晒等）而引起。表现为结膜充血，眼屎多，发痒，有灼热感等症。

方药：

1. 千里光四两　木贼草一两

   用法： 煎水外洗。

2. 田皂角一两　野菊花五钱　桑叶五钱

   用法： 水煎连服三次。

3. 桑叶五钱　菊花五钱

   用法： 水煎分二次服。

4. 桑叶三钱　白矾三厘

145

1949
新中国
地方中草药
文献研究
(1949—1979年)
1979

用法：水煎先熏后洗。

5.土大黄70%　土黄连30%

用法：共研末，炼蜜为丸，每天服三至四次，每次服二钱。

6.冰片一钱　黄连二钱　人乳适量

用法：黄连切片，冰片研细，加人乳调匀，每日四至五次擦患眼。

7.野菊花　蒲公英　紫花土丁

千里光（鲜品）各一两

用法：上药任选一至二种，水煎内服或洗眼，或制成滴眼药水，每天滴三至四次，每次三至四滴。

8.生栀子五个　明矾五分

用法：水煎先熏后洗。

睑　缘　炎

本病俗称"烂眼边"，是由外界刺激

146

或细菌感染而引起的。表现为眼睑皮肤以红、烂、痒为主的慢性炎症。

方药：

五倍子三钱　食盐三钱　桑叶适量

用法：将五倍子、食盐先放锅内微炒，后加桑叶同煎洗眼。

角　膜　炎

本病常因角膜被谷粒、树枝刺伤带进细菌而引起。表现为眼睛剧烈疼痛，角膜周围发红，怕光、流泪、视物不清。

方药：

1. 石决明四钱　木贼草三钱　麦冬三钱
   白蒺藜三钱　山栀子三钱　甘草二钱

   用法：水煎分二次服。

2. 黄连　胆矾　防风　杏仁　虎耳草
   各等分

147

1949

新 中 国
地 方 中 草 药
文 献 研 究
(1949—1979年)

1979

用法：用人乳和水酒各半，蒸上药二次，点眼。

3.龙胆草三钱　夏枯草五钱　甘草一钱五分

用法：水煎服，一日一剂，连服五天。

4.望月砂二两　荞麦粉二斤

用法：上药研末，加水作饼，每个二两重，一日服二个。

5.鲜威灵仙二两

用法：水煎代茶饮用。

夜 盲 症

本病俗称"鸡盲眼"，常因营养不良，急性传染病，慢性腹泻引起维生素甲缺乏所致。表现为黄昏时视物不清。

方药：

148

夜明砂三钱　野菊花适量　羊、猪、鸡肝

用法：任取肝脏一具，用夜明砂泡水炒食，或肝加菊花同煮，吃肝喝汤。

鼻　炎

本病是由于机体抵抗力降低，鼻部受病毒、细菌感染，或外界对鼻粘膜的损害性刺激所致。

急性鼻炎表现为近似"感冒"症状，鼻、咽部有灼热感，继则鼻塞，鼻粘膜肿胀。慢性鼻炎多因急性鼻炎经久不愈，反复发作而成。

一、急性鼻炎：

方药：

1.辛夷花一两　桑白皮五钱

　蓴苈子五钱　百部五钱

149

1949

新 中 国
地 方 中 草 药
文 献 研 究
(1949—1979年)

1979

用法：水煎服，一日一次。

2.黄芩三钱　薄荷一钱五分　麦冬三钱

桑皮三钱　赤芍三钱　栀子三钱

二花四钱　杏仁一钱　桔梗一钱

用法：轻者每日一剂，重者每日二剂，水煎服。

二、慢性鼻炎：

方药：

1.鲜鹅不食草

用法：将上药洗净捣汁，加入冰片滴鼻，每天四至五次，每次四至五滴。或将干鹅不食草研细末吹鼻，每天三至四次。

2.辛夷花三钱

用法：研末，纱布包塞鼻内。

3.蒲公英一两　土茯苓一两

牛蒡子五钱

用法：水煎，加酒、蜜冲服，一日一剂。

150

4.辛夷五钱　白芷三钱　苍耳子五钱

　　用法：水煎服，一日一剂，分二次服。

急 性 鼻 窦 炎

　　本病因付鼻窦开口受阻，局部抵抗力降低，急性鼻炎未及时治疗而引起化脓性病变。表现为鼻塞，鼻分泌物增多，头痛等症。

　　方药：

　　1.藿香二两　黄连二两　细辛五钱

　　用法：上药加猪胆汁炒共研末，每日二次，每次二钱内服。

　　2.丝瓜藤近根处三至五尺

　　用法：焙干研末，酒调服，一日二次，每次服二钱。亦可捣汁滴鼻。

　　3.鲜鱼腥草

151

1949
新中国
地方中草药
文献研究
(1949—1979年)
1979

用法：捣汁滴鼻。

鼻　出　血

鼻腔出血俗称"鼻衄"，多因外伤损害鼻中隔前下方血管，或全身性疾病如高血压、血液疾病和急性传染病等引起。

方药：

1. 黄芩　丹皮　土牛夕各三钱
白茅根二两
用法： 水煎内服。

2. 鲜侧柏叶　生栀子　生地各二钱
用法： 水煎内服。

3. 栀子适量
用法： 研末水冲服。

4. 旱莲草　破铜钱适量
用法： 捣烂塞患鼻

5. 白木槿花适量　猪肉四两

152

用法：同炖去药渣，吃肉喝汤。

6. 藕节　血余炭　白茅根　丹皮

　　侧柏叶　蒲黄各三钱

　　用法：水煎，兑童便服。

7. 大蒜适量

　　用法：捣烂敷两脚心。

8. 韭菜适量

　　用法：捣烂贴后颈上。

9. 血余炭　艾绒一团　侧柏叶二钱

　　用法：将血余炭研末吹鼻，艾绒塞之，侧柏叶煎水内服。

10. 蒲黄炭适量

　　用法：研末吹鼻中。

11. 生地五钱　麦冬五钱　茅根一两

　　用法：水煎服，每日一剂，连服二至三天。

1949

新中国
地方中草药
文献研究
(1949—1979年)

1979

鼻 瘜 肉

本病由于长期刺激疏松结缔组织增生所致。瘜肉逐渐肿大，可出现鼻塞，分泌物增多，头昏，头痛等症。

方药：

杏仁霜一钱　雄黄五分　冰片五厘
轻粉一钱

用法：共研细末吹鼻内。

中 耳 炎

本病常在感冒，鼻咽部急性炎症或急性传染病时，化脓性细菌侵入中耳所致。一般可分急、慢性两种。急性中耳炎表现为耳内剧痛、恶寒、高烧，听力明显下降等症。慢性中耳炎表现为耳道经常流脓为

154

主症。

一、急性中耳炎

方药：

1. 土大黄

   用法： 研细末，吹入耳内，每日三次。

2. 猪胆一个　枯矾五分　冰片三分

   用法： 猪胆放瓦上焙干，三药共研细末，吹入耳内，每日三次，每次一至二分。

3. 鲜虎耳草（或鲜蒲公英）一把

   冰片三分

   用法： 上药捣汁加冰片滴耳。

4. 黄连　硼砂各五分

   用法： 上药放碗内，加水一汤匙，蒸好过滤装瓶，滴耳每日三次，每次一滴。

5. 鲜鱼腥草一把

   用法： 捣汁滴耳。

155

1949
新 中 国
地 方 中 草 药
文 献 研 究
(1949—1979年)
1979

6.菊花四钱　石菖蒲三钱　木通三钱

　　煅磁石四钱

　　用法：水煎服，一日一剂。

二、慢性中耳炎：

　　方药：

1.蛇蜕97％　小蜘蛛２％　冰片１％

　　用法：上药研细末，洗净耳内脓液，

吹入粉末，每日一次。

2.朱砂二钱　蝉蜕适量

　　用法：蝉蜕焙干，加冰片研末，吹耳

内，一日数次。

3.雄黄五分　轻粉一钱　滑石一钱

　　冰片六分

　　用法：共研细末，吹入耳内。

4.鹿角粉适量　冰片少许

　　用法：上药共研细末，洗净患耳，将

药末吹入。

5.地龙液

156

用法：挖取地龙五十条（约一两）洗净，放入碗内，加蒸溜水约20毫升，投入食盐二至四克，经二小时后过滤，取滤液滴耳。每日一至二次，每次二至三滴。滴药前必须用棉签擦净耳内分泌物。

急 性 扁 桃 体 炎

本病是由细菌感染扁桃体引起的。表现为恶寒发热，咽喉肿痛，扁桃体充血肿大，吞咽困难等症。

方药：

1.一枝黄花适量

用法：水煎服或研末水泛为丸，一日三次，每次三钱。

2.鲜土牛夕适量

用法：捣汁，每日服一两。

3.水龙骨　射干　甘草各等量

157

1949

新 中 国
地方中草药
文 献 研 究
(1949—1979年)

1979

用法：共研细末，每日服三次，每次三至五钱。

4.土牛夕一两　挂金灯果十二枚　垂盆草一两　鲜射干一两　鲜鹅不食草一两

用法：水煎服。

备注：挂金灯果即酸浆（灯笼草）的果实，或用全草一两捣汁服亦可。

5.杠板归二两五钱　石斛一两
一枝黄花五钱

用法：水煎，每日一剂分二次服。

6.土蜂房一个

用法：晒干研末，取少许吹患处。

急　性　喉　炎

本病由于气候突然变化，吸入刺激性气体刺激喉粘膜而引起。表现为喉内发热、干痒，继而声音嘶哑或失音，伴有咳

158

嗽等症。

方药：

1.胆矾　僵蚕各等分

　　用法：共研末吹喉。

2.大青叶一把

　　用法：捣汁内服。

3.土牛夕根不拘多少

　　用法：捣汁内服。

4.猪胆一个　白矾适量

　　用法：将白矾纳猪胆内，阴干研末吹喉内。

5.蜘蛛窝五个　冰片二分　硼砂二钱

　　用法：蜘蛛窝焙干，加冰片硼砂研末吹喉内。

6.黄连　大青叶　牛子　射干各三钱

　　用法：水煎服，每日一剂。

7.射干五钱　牛夕一两　六角英三钱

　　用法：水煎内服，每日三次。

159

1949

新 中 国
地 方 中 草 药
文 献 研 究
(1949—1979年)

1979

8.一枝黄花五钱至一两

　　用法：水煎内服，每日三次。

9.野芥菜（鲜品）适量

　　用法：洗净捣汁滴耳中。

10.马兰花根叶二两

　　用法：水煎内服。

咽 及 食 道 异 物

　　误吞异物（骨、剌、铁钉等）卡住咽及食道，致食道损伤引起疼痛，吞咽及呼吸困难等症。

　　方药：

1.鲜威灵仙一两　红糖五钱

　　用法：开水泡服。

2.玉簪花根（鲜品）一把

　　用法：捣汁，点入喉中。

160

喉 瘤

长期进行性声嘶，逐渐出现呼吸困难，咳嗽，严重者可造成吞咽困难。

方药：

外用方：

麝香一钱　黄柏五分　冰片二分

用法： 先将黄柏研细，再放麝香，冰片，用乳钵研极细末，用软管蘸药吹喉内，每天吹四至五次。同时内服清热散结方药。

内服方：

甘草一钱五分　僵蚕一钱五分

桔梗二钱　二花五钱　牛蒡子二钱

薄荷五分　连翘三钱　板兰根二钱

用法： 一日一剂，水煎服。

161

1949

新　中　国
地 方 中 草 药
文 献 研 究
(1949—1979年)

1979

口　腔　炎

本病包括鹅口疮，溃疡性口腔炎等。多数是由于缺乏维生素乙$_2$及细菌感染所致。表现为口舌糜烂或口起白膜，流涎，拒食等症。

方药：

1.黄连二钱　冰片五分　硼砂一钱

用法：共研细末，醋调成糊，涂患处。

2.三月泡适量　冰片少许

用法：将三月泡花、叶或根焙枯研末，和冰片共研细末，擦患处。

3.煅石膏二钱　薄荷一钱　冰片五分

用法：共研细末，擦患处。

4.硼砂五钱　冰片五分

用法：研细末，撒患处。

162

5.黄连三钱　大青叶三钱

　　用法：水煎服，一日一剂。

6.百草霜二两　麻油一两

　　用法：将两药混合成糊状，涂患处。

7.生地五钱　大黄一钱

　　用法：用酒泡后捣烂敷涌泉穴。

8.枯矾　黄丹各少许　红枣三个

　　用法：烧存性，研末涂口腔。

牙　髓　炎

　　牙髓炎绝大部分由于细菌感染或少数由于化学、温度、机械等外界刺激引起的炎症。可分急性牙髓炎，慢性牙髓炎，牙髓充血三种。

　　一、急性牙髓炎：

　　本症主要特点是产生令人难忍的疼痛，以夜间为甚。

1949
新　中　国
地方中草药
文　献　研　究
(1949—1979年)
1979

方药：

1. 鲜六月雪二两　鸭蛋三个

　用法：以水二斤煮药、蛋，蛋熟后去壳，继续煎蛋至乌黑色，蛋一次吃完，汤分二次服。

2. 野菊花根　夏枯草　凤尾草各二两

　用法：水煎服，一日一剂。

3. 生石膏一两　淡竹叶五钱　矮脚茶五钱　黄柏四钱　苦参四钱

　用法：水煎内服，一日一剂。

4. 鲜威灵仙叶一两。

　用法：将药捣烂敷颊车穴十五至二十分钟（注意久敷后起水泡）。

5. 薄荷叶适量　樟脑适量

　用法：薄荷叶放锅内，樟脑放薄荷叶上，用碗盖好烧火烘锅，樟脑上升到碗上，冷后成霜，将霜搽痛牙上。

　备注：忌用龋齿之牙痛。

164

6. 土黄连一斤　一枝黄花一斤

用法：将药洗净切碎，加水二千毫升，煎至五百毫升，双层纱布过滤后，加苯甲酸0.2克，放入糖精调味，内服，成人每日三次，每次三十毫升，小儿酌减。

7. 白英一两　枸骨根皮五钱

野花椒根皮三钱

用法：水煎服，一日一剂。

8. 青盐　火硝各三钱　血竭一钱

冰片一分

用法：共研细末，搽痛牙上。

9. 野花椒二两　樟脑五钱　酒精五两

用法：野花椒切碎，放入酒精，樟脑，用药棉浸湿，含牙上。

10. 生石膏五钱　生地五钱　玄参五钱

黄芩三钱　升麻二钱

用法：水煎服，一日一剂。

11. 生石膏一两　生地八钱

165

1949
新中国
地方中草药
文献研究
(1949—1979年)
1979

土牛夕三钱

用法：水煎服，一日一剂。

二、慢性牙髓炎：

急性牙髓炎治疗不彻底，转变而成。主要表现有钝痛或偶发性锐痛，局部有叩击痛。

方药：

生地六钱　石膏一两　知母三钱　牛夕四钱，白芷三钱　细辛八分

用法：水煎服，一日一剂。

三、牙髓充血：

是牙髓早期循环紊乱所致。其特征是对温度，特别是冷的刺激引起尖锐的一过性疼痛。

方药：

毕拔　胡椒各等分

用法：共研末，搽牙上。

166

牙髓坏疽

本病是由于细菌，特别是腐败菌侵入，造成牙髓腐败性坏死所致。其表现为口有恶臭，病牙变黑色。

方药：
黄连 胡连 黄柏 芜荑 大黄
芦荟 黄芩各二钱 雄黄一钱
用法： 水煎服，一日一剂。

龋 齿

俗称"虫牙"，是最常见的牙病之一，病因复杂，多与健康、营养状况、口腔卫生、牙齿发育等有关。其特点是对酸、甜、冷、热等刺激产生疼痛，患龋呈白垩状或墨浸状，最后形成龋洞。

方药：

167

1949
新中国
地方中草药
文献研究
(1949—1979年)
1979

1. 生石膏五钱　白芷二钱　川芎二钱
细辛一钱　甘草一钱

　　用法：水煎服，一日一剂。

2. 两面针根皮一两　生南星五钱
生草乌五钱　75％酒精适量

　　用法：将药放酒精内浸泡一周，用药棉浸药放痛处。

3. 矮脚茶　绣花针各一两

　　用法：水煎服，一日一剂。

4. 绿豆参

　　用法：洗净刮去表皮，切成薄片，放龋洞十五分钟左右取出。

5. 柴胡　骨碎补各四钱　石膏一两
桃仁三钱

　　用法：水煎服，一日一剂。

6. 毛茛15％　威灵仙10％　75％酒精75％

　　用法：将药放酒精浸泡，用时滴痛牙上，10至15分钟后漱口。

168

附一：中草药常用处方量习惯写法

卜 ＝一分　　 ＝五分　　 ＝一钱

 ＝一钱半　 ＝二钱　　 ＝三钱

 ＝四钱　　 ＝五钱　　 ＝六钱

 ＝八钱　　 ＝一两　　 ＝二两

 ＝四两　　 ＝五两　　 ＝十两

 ＝十二两　 ＝一斤

附二：中草药分量与公制的换算

1斤（十六两）＝500克　　1两＝31.25克

1钱＝3.125克　　　　　　1分＝0.3125克

1克＝3分2厘

　　注：本书所载的药物重量，均为十六两制。

169

1949
新 中 国
地方中草药
文 献 研 究
(1949—1979年)
1979

附三: 常用中草药名称、科属及采集季节表

一、辛温解表药

药 名	别 名	科	属	药用部分	采季集节
1.荆 芥	假苏 姜芥	唇形科	荆芥属	全草	6- 9月
2.紫 苏	苏叶	唇形科	紫苏属	全草 种子	7-10月
3.细 辛	马蹄细辛	马兜铃科	细辛属	根	4- 8月
4.白 芷	香白芷	伞形科	当归属	根	8-12月

170

594

药 名	别 名	科	属	药用部分	采集季节
5. 辛夷花	木笔、紫玉兰、木兰	木兰科	木兰属	花	2-4月
6. 苍耳子	见人粘	菊科	苍耳属	果	9-11月
7. 香茹	香薷	唇形科	香茹属	全草	5-8月
8. 黄荆	黄荆叶、黄荆子	马鞭草科	黄荆属	种子、叶、根	春夏秋
9. 金锦香	金钟、朝天罐	野牡丹科	金锦香属	全草	6-10月

171

1949

新 中 国
地 方 中 草 药
文 献 研 究
(1949—1979年)

1979

药 名	别 名	科	属	药用部分	采集季节
10. 香椿	紫椿	楝科	香椿属	根皮 果 叶	6-10月
11. 醉鱼草	闹鱼花	马钱科	醉鱼草属	全草	6-10月
12. 芫荽	香菜	伞形科	芫荽属	全草 果	4-8月
13. 生姜		姜科	姜属	根茎	秋冬
14. 葱	葱白	百合科	葱属	白茎	全年

172

二、辛凉解表药

药 名	别 名	科	属	药用部分	采集季节
1. 薄荷	野薄荷 凉薄荷	唇形科	薄荷属	茎叶	夏秋
2. 前胡	紫花前胡	伞形科	前胡属	根	春初 秋末
3. 柴胡	北柴胡 春柴胡	伞形科	柴胡属	根或全草	春秋
4. 蔓荆子	万金子	马鞭草科	黄荆属	种子	8-9月

173

1949
新　中　国
地 方 中 草 药
文　献　研　究
(1949—1979年)
1979

药名	别名	科 属	药用部分	采集季节
5. 鹅不食草	石胡荽	菊科石胡荽属	全草	夏秋
6. 升麻	鸡骨升麻	毛茛科升麻属	全草	6-10月
7. 葛	葛藤	豆科葛属	根	秋末冬初
			花	4-6月
三、清热泻火药				
1. 桑	桑叶　桑椹	桑科桑属	叶　果	6-7月
	桑枝　桑白皮		根皮　枝	全年

174

药 名	别 名	科	属	药用部分	采集季节
2.栀子	黄栀子、山栀子	茜草科	栀子属	果	9-12月
3.芦根	苇子根	禾本科	苇属	根状茎	全年
4.淡竹叶	竹叶	禾本科	淡竹叶属	叶	6-8月
5.木贼	节节草	木贼科	木贼属	全草	3-10月
6.谷精草	鼓槌、谷精珠草	谷精草科	谷精草属	全草	夏秋
7.青葙子	野鸡冠花	苋科	青葙属	花 种子	7-9月

175

1949
新　中　国
地方中草药
文　献　研　究
(1949—1979年)
1979

药名	别名	科	属	药用部分	采集季节
8. 天名精	野烟叶	菊科	金挖耳属	果 茎叶	7-11月
9. 婆婆纳	鹅肠菜	玄参科	婆婆纳属	全草	春夏
10. 麦斛	石仙桃	兰科	石豆兰属	全草	全年
11. 茶	茶叶	山茶科	山茶属	叶 根	全年
12. 腐婢	小青叶 豆腐柴	马鞭草科	腐婢属	全草	春夏秋
13. 佛甲草	细叶马齿苋 石马齿苋	景天科	景天属	全草	全年

176

四、清热解毒药

药 名	别 名	科	属	药用部分	采集季节
1.金 银 花	二花 忍冬花	忍冬科	忍冬属	花 茎叶	5~10月
2.连 翘	翘壳	木犀科	连翘属	果	9~11月
3.蒲 公 英	黄花地丁	菊科	蒲公英属	全草	春夏
4.紫花地丁	犁头草	堇菜科	堇菜属	全草	春夏秋
5.千 里 光	千里及 明	菊科	千里光属	全草	夏秋
6.板 兰 根	蓝靛	十字花科	松兰属	叶 根	春夏

177

1949

新　中　国
地方中草药
文　献　研　究
(1949—1979年)

1979

药　名	别　名	科	属	药用部分	采集季节
7.大青叶	大青木、淡婆婆	马鞭草科、赪桐属	叶、根	春、夏、秋
8.野菊花	黄菊花	菊科	菊属	全草	全年
9.败酱草	黄花败酱	败酱科	败酱属	全草	夏秋
10.鸭跖草	野竹叶菜	鸭跖草科	鸭跖草属	全草	夏秋
11.鱼腥草	臭草、蕺儿菜	三白草科	蕺菜属	全草	夏秋
12.马齿苋	马食菜	马齿苋科	马齿苋属	全草	夏秋
13.一枝黄花草	大叶黄花草、泥鳅串	菊科	一枝黄花属	全草	夏秋

178

药名	别名	科	属	药用部分	采集季节
14. 白花蛇舌草	蛇舌草	茜草科	耳草属	全草	夏秋
15. 七叶一枝花	重楼 蚤休	百合科	重楼属	根茎	夏秋
16. 射干	扁竹 开喉箭	鸢尾科	射干属	根茎	5—9月
17. 半枝莲	牙刷草 并头草 狭叶韩信草	唇形科	黄芩属	全草	5—8月
18. 木芙蓉	芙蓉花	锦葵科	木槿属	叶 花 根	春夏秋

179

1949

新　中　国
地方中草药
文　献　研　究
(1949—1979年)

1979

药　名	别　名	科	属	药用部分	采集季节
19. 土茯苓	山遗粮 冷饭团	百合科	菝葜属	根茎	全年
20. 垂盆草	鼠牙半枝莲	景天科	景天属	全草	全年
21. 虎耳草	金丝荷叶 石荷叶	虎耳草科	虎耳草属	全草	全年
22. 羊蹄	牛舌草 土大黄 狭叶	蓼科	酸模属	全草	5-10月
23. 活血藤	大血藤 红藤	木通科	大血藤属	藤茎 根	全年

180

药 名	别 名	名	科	属	药用部分	采集季节
24.积 雪 草	崩大碗 打	落 得	伞形科	积雪草属	全草	夏秋
25.白	见肿消 鼓	地 老 鼠	葡萄科	蛇葡萄属	块根	7～10月
26.蛇 莓	蛇泡子	蛇 莓	蔷薇科	蛇莓属	全草	全年
27.蛇 含	五爪龙	五 叶 莓	蔷薇科	委陵菜属	全草	夏秋
28.叶 下 珠	珠叶后珠 草	珍 珠	大戟科	叶下珠属	全草	夏秋

181

1949
新 中 国
地 方 中 草 药
文 献 研 究
(1949—1979年)
1979

药名	别名	科	属	药用部分	采集季节
29. 盐肤木	五倍子树	漆树科	漆树属	全草 虫瘿	夏秋
30. 点地梅	白花珍珠菜 喉咙草	报春花科	点地梅属	全草	春 夏
31. 酢酱草	酸味三叶酸草	酢酱草科	酢酱草属	全草	6-10月
32. 白英	白毛藤	茄科	茄属	茎叶	5-11月
33. 龙葵	天茄子 小天茄泡子	茄科	茄属	全草	夏 秋

182

药 名	别 名	科	属	药用部分	采集季节
34. 爵 床	爵积草 六角英 小青草	爵床科	爵床属	全草	6-10月
35. 水 杨 梅	水团花	茜草科	水杨梅属	全草	6-10月
36. 猪 殃 殃	小拉拉藤	茜草科	猪殃殃属	全草	5-7月
37. 杏香兔耳风	兔耳一支香	菊科	兔耳风属	全草	夏秋
38. 鬼 针 草	一包针 婆婆针	菊科	鬼针草属	全草	5-10月
39. 田 基 黄	地耳草	金丝桃科	金丝桃属	全草	5-9月

183

1949
新　中　国
地方中草药
文　献　研　究
(1949—1979年)
1979

药名	别名	名	科	属	药用部分	采集季节
40.一点红	叶下红		菊科	一点红属	全草	夏秋
41.破铜钱	满天星	天胡荽	伞形科	天胡荽属	全草	全年
42.牛皮消	隔山消	飞来鹤	萝藦科	牛皮消属	根	8-10月
43.万年青	铁扁担	开口剑	百合科	万年青属	根 叶	全年
44.黄药子	黄独		薯蓣科	薯蓣属	块茎	10—12月

184

药 名	别 名	科	属	药用部分	采集季节
45. 鸢尾	冷水丹 大救驾	鸢尾科	鸢尾属	根茎	夏秋
46. 乌韭	土黄连	鳞始蕨科	乌蕨属	全草	全年
47. 乌蕨	雄鸡尾	中国蕨科	金粉蕨属	全草	全年
48. 抱石连	鱼鳖金星	水龙骨科	骨牌草属	全草	夏秋
49. 金鸡脚	鹅掌金星	水龙骨科	假密网蕨属	全草	全年
50. 紫背天葵	天葵子 千年老鼠屎	毛茛科	天葵属	块根	2- 5月

185

1949

新 中 国
地方中草药
文 献 研 究
(1949—1979年)

1979

药 名	别 名	科	属	药用部分	采集季节
51.狼把草	大狼把草	菊科鬼针草属		全草	6—9月
52.星宿菜	红头鸡脚绳	报春花科珍珠菜属		全草	夏秋
五、清热凉血药					
1.赤 芍	草芍药	毛茛科芍药属		根	春秋
2.丹 皮	粉丹皮	毛茛科芍药属		根皮	秋冬
3.白茅根	茅根	禾本科白茅属		根茎	全年
4.白 薇	白马尾	萝藦科鹅丝藤属		根	春秋

186

药　名	别　名	科　　属	药用部分	采集季节
5. 银柴胡	丝石竹	石竹科霞草属	根	春秋
6. 紫草		紫草科紫草属	根	春秋
7. 白头翁	老白毛	毛茛科白头翁属	根	春秋
8. 侧柏	扁柏	柏科柏属	叶 种仁	全年 秋
9. 土大黄	金不换 牛舌草	蓼科酸模属	根	全年
10. 毛冬青	毛叶冬青	冬青科冬青属	根 叶	全年
11. 酸模	土大黄 酸模	蓼科酸模属	全草	夏秋
12. 漆姑草	风米菜	石竹科漆姑草属	全草	春夏

187

1949
新 中 国
地方中草药
文 献 研 究
(1949—1979年)
1979

药 名	别 名	科	属	药用部分	采集季节
13. 败酱草	苦荬菜	十字花科	遏兰菜属	种子	春夏
14. 翻白草	鸡腿草 地白	蔷薇科	委陵菜属	全草	夏秋
15. 乌蔹莓	五爪龙 藤	葡萄科	乌蔹莓属	全草 根	夏秋
16. 元宝草	对月 穿心草	金丝桃科	金丝桃属	全草	夏秋
17. 过路黄	仙人对坐草	报春花科	珍珠菜属	全草	夏秋

188

612

药　名	别　名	科　属	药用部分	采集季节
18.鹿　茸　草	沙氏鹿茸草 六月霜	玄参科鹿茸草属	全　草	春夏
19.苦　苣　菜	苦菜	菊科苦苣菜属	全　草	夏秋
20.黄毛耳草	铺地蜈蚣	茜草科耳草属	全　草	夏秋
六、清热燥 湿药				
1.黄　　连	鸡爪连	毛茛科黄连属	根	秋冬
2.黄　　柏	黄皮树	芸香科黄蘗属	树皮	春夏
3.龙　胆　草	苦胆草	龙胆科龙胆属	根	夏秋

189

1949

新　中　国
地方中草药
文　献　研　究
(1949—1979年)

1979

药　名	别　名	科	属	药用部分	采集季节
4.凤尾草	井口边草、凤尾蕨	凤尾蕨科	凤尾蕨属	全草	夏秋
5.地锦草	小飞扬草、奶浆草	大戟科	大戟属	全草	夏秋
6.铁苋菜	海蚌含珠、人苋	大戟科	铁苋菜属	全草	夏秋
7.鸡眼草	三叶人字草	豆科	鸡眼草属	全草	夏秋
8.江南星蕨	旗牌草	水龙骨科	江南星蕨属	全草	全年

190

药名	别名	科	属	药用部分	采集季节
9. 狗脊	金毛狗脊 贯众	乌毛蕨科	狗脊蕨属	根茎	全年
10. 垂柳	垂杨柳	杨柳科	柳属	叶 芽 枝	春
				根内皮	全年
11. 葎草	拉拉藤	桑科	葎草属	全草	夏秋
12. 野荞麦	金荞麦 开金锁	蓼科	荞麦属	根	秋冬
13. 十大功劳	土黄柏	小檗科	十大功劳属	根 茎 叶 果	全年

191

1949
新　中　国
地方中草药
文　献　研　究
(1949—1979年)
1979

药名	别名	科	属	药用部分	采集季节
14.三棵针	刺黄柏 刺黄连	小檗科	小檗属	根茎	全年
15.翠云草	烂地柏	卷柏科	卷柏属	全草	夏秋
七、清热解暑药					
1.绿豆	绿小豆	豆科	绿豆属	种子 种皮	夏秋
2.西瓜		葫芦科		瓜子 全瓜	夏秋

192

药 名	别 名	科	属	药用部分	采集季节
3.青 蒿	黄花蒿	菊科蒿属		全草 种子	7~11月

八、化痰止咳平喘药

药 名	别 名	科	属	药用部分	采集季节
1.半 夏	三叶半夏 扣子莲	天南星科半夏属		块茎	春夏秋
2.天南星	虎掌天南星 野芋	天南星科天南星属		块茎	夏秋
3.款冬花	九九花	菊科款冬属		花蕾	12月

193

1949

新　中　国
地方中草药
文　献　研　究
(1949—1979年)

1979

药　名	别　名	科	属	药用部分	采集季节
4. 白芥子	白辣菜子	十字花科芥属		种子	4～5月
5. 皂　角	天丁　皂刺	豆科皂荚属		荚果　刺	秋冬
6. 辣菜	野油菜	十字花科苋菜属		全草	春夏秋
7. 枇杷叶		蔷薇科枇杷属		叶　花	全年
8. 白前	柳叶白前　小河柳	萝藦科鹅绒藤属		根	夏秋
9. 桔梗	吉更	桔梗科桔梗属		根	夏秋
10. 沙参	南沙参	桔梗科沙参属		根	夏秋

194

药 名	别 名	科 属	药用部分	采集季节
11. 牛 蒡 子	大力子 牛子	菊科牛蒡属	果实 根	夏秋
12. 贝 母	浙贝 大贝	百合科贝母属	鳞茎	4—6月
13. 瓜 蒌	栝蒌 天瓜 天花粉 (根)	葫芦科栝蒌属	果皮 种子 根	夏秋
14. 白 毛 夏 枯 草	筋骨草 肺痨草	唇形科筋骨草属	全草	春夏
15. 南 天 竹	天竹 天竹黄	小檗科南天竹属	果 根	冬 全年

195

1949

新 中 国
地 方 中 草 药
文 献 研 究
（1949—1979年）

1979

药 名	别 名	科	属	药用部分	采集季节
16.肺筋草	金线吊白米 粉条条儿菜	百合科	肺筋草属	根	夏秋
				全草	夏秋
17.天青地白草	细叶鼠曲草	菊科	鼠曲草属	全草	夏秋
18.瓜子金	小远志	远志科	远志属	全草	全年
19.葡伏堇	蔓茎堇菜	堇菜科	堇菜属	全草	春夏秋
20.肺形草	双飞蝴蝶 蝴蝶草	龙胆科	蝴蝶草属	全草	夏秋
21.吉祥草	小叶万年青	百合科	吉祥草属	全草	全年

196

药名	别名	科	属	药用部分	采集季节
22.杏仁	苦杏仁 甜杏仁	蔷薇科		种仁	夏初
23.百部	百部根	百部科	百部属	块根	春秋
24.独行菜	苦葶苈子 葶苈	十字花科	葶苈属	种子	5-7月
25.马兜铃	青木香 天仙藤	马兜铃科	马兜铃属	果 全草	春夏秋
26.曼陀罗	醉仙桃 洋金花	茄科	曼陀罗属	花 叶 果	6-11月
27.棉根	棉花根	锦葵科		根 种子	夏秋

197

1949
新 中 国
地 方 中 草 药
文 献 研 究
(1949—1979年)
1979

药　名	别　名	科	属	药用部分	采集季节
28. 胡颓子	羊奶子、卢都子树	胡颓子科	胡颓子属	根 叶 果	全年
29. 鼠曲草	大叶佛耳草、鼠曲草	菊科	鼠曲草属	全草	4～7月
30. 鸭舌草	水玉、肺心草鳖	雨久花科	雨久花属	全草	夏秋
九、芳香化浊药					
1. 苍术	茅术、南苍术	菊科	苍术属	根茎	春秋

198

药　名	别　名	科	属	药用部分	采集季节
2. 薰	香兰、排香草	唇形科	藿香属	茎叶	6-7月
3. 佩兰	兰、异叶泽兰	菊科	泽兰属	全草	夏秋
4. 草木犀	省头草	豆科	草木犀属	全草	夏秋

十、利水渗湿药

药　名	别　名	科	属	药用部分	采集季节
1. 茯苓	云苓、松苓	多孔菌科	卧孔菌属	菌核	夏
2. 猪苓	枫苓	多孔菌科	多孔菌属	菌核	春秋
3. 泽泻	水泽	泽泻科	泽泻属	块茎	秋
4. 薏苡仁	草珠子、菠仁	禾本科	薏苡属	果实	9-10月

199

1949

新 中 国
地 方 中 草 药
文 献 研 究
(1949—1979年)

1979

药名	别名	科	属	药用部分	采集季节
5. 车前草	蛤蟆叶	车前草科	车前草属	种子	夏秋
6. 地肤子	扫帚苗	藜科	地肤属	全草	9～10月
7. 葫芦	葫芦壳 瓢	葫芦科	葫芦属	种子 果壳	夏秋
8. 摩米卷柏	江南卷柏	卷柏科	卷柏属	种子	全年
9. 苦蘵	灯笼草 天灯笼	茄科	酸浆草属	全草 全草	春夏秋

200

药名	别名	科	属	药用部分	采集季节
10.木通	三叶木通或五叶通	木通科	木通属	藤根	秋
11.瞿麦	石竹草	石竹科	石竹属	茎叶	夏秋
12.扁蓄	猪牙草	蓼科	蓼属	全草	夏秋
13.石苇	飞刀剑、石剑	水龙骨科	石苇属	叶	全年
14.海金沙	海金沙藤、铁丝藤	海金沙科	海金沙属	孢子、藤	夏秋
15.灯芯草	龙须草	灯芯草科	灯芯草属	茎	初秋
16.问荆	节节草	木贼科	木贼属	全草	夏秋

201

1949
——
新　中　国
地 方 中 草 药
文　献　研　究
(1949—1979年)
1979

药　名	别　名	正　名	科	属	药用部分	采集季节
17. 瓦苇草	七星剑草	骨牌	水龙骨科	瓦苇属	全草	全年
18. 三白草	塘边藕 藕	地莲	三白草科	三白草属	全草	夏秋
19. 葵花盘	葵花盘	花	菊科	向日葵属	花盘 茎髓	秋
20. 萱草	金针菜	黄花	百合科	萱草属	花　根	夏秋
21. 汉防己	青藤	防己	防己科	防己属	根	秋

202

药名	别名	科	属	药用部分	采集季节
22.冬瓜		葫芦科		果皮 种子	夏秋
23.玉米须	包谷须	禾本科	玉蜀黍属	须毛 根 叶	夏秋
24.半边莲	小娘子草	桔梗科	半边莲属	全草	夏秋
25.浮萍	紫背浮萍	浮萍科	紫萍属	全草	夏秋
26.四叶萍	田字草	萍科	萍属	全草	夏秋
27.腹水草	仙人搭桥 两头绷	玄参科	腹水草属	全草	全年

203

1949
新 中 国
地方中草药
文 献 研 究
(1949—1979年)
1979

药名	别名	科	属	药用部分	采集季节
28.红板归	蛇倒退草	蓼科	蓼属	全草	春夏秋
29.荔枝草	癞蛤蟆草	唇形科	鼠尾草属	全草	夏秋
30.茵陈	绵茵陈	菊科	蒿属	嫩苗	2—4月
31.阴行草	铃茵陈 芝麻茵陈	玄参科	阴行草属	全草	夏秋
32.白鲜皮	白鲜	芸香科	白鲜属	根皮	5—7月
33.六月雪	满天星	茜草科	六月雪属	全草	全年
34.美人蕉	洋巴蕉	美人蕉科	美人蕉属	根 茎 花	全年

204

药名	别名	科	属	药用部分	采集季节
35. 芭蕉	板蕉	芭蕉科	芭蕉属	根 花蕾	全年 春夏
36. 水蜈蚣	三角草 散寒草	莎草科	水蜈蚣属	全草	春夏
37. 马兰	路边菊 紫菊	菊科	鸡儿肠属	全草	夏秋
38. 牡蒿	香青蒿	菊科	蒿属	全草	春夏

十一、泻下药

药名	别名	科	属	药用部分	采集季节
1. 大黄		蓼科	大黄属	根茎	秋冬
2. 火麻仁	火麻仁	桑科	大麻属	种仁	秋

205

1949
新 中 国
地 方 中 草 药
文 献 研 究
(1949—1979年)
1979

药名	别名	科	属	药用部分	采集季节
3. 郁李仁	麦李子	蔷薇科	梅属	种仁	夏
4. 蓖麻	蓖麻子	大戟科	蓖麻属	种仁	秋
5. 芫花	金腰带	瑞香科	瑞香属	花蕾	春秋
				根皮	
6. 商陆	恶鸡婆	商陆科	商陆属	根	春秋冬
7. 牵牛子	二丑	旋花科	牵牛子属	种子	夏秋
十二、祛风湿药					
1. 草乌	草乌头	毛茛科	乌头属	块根	秋

206

药名	别名	科	属	药用部分	采集季节
2. 木瓜	宣木瓜	蔷薇科	木瓜属	果实	夏秋
3. 木防己	防己	防己科	防己属	根	春秋
4. 威灵仙	铁扫把	毛茛科	铁线连属	根茎	全年
5. 五加皮	剌五加	五加科	五加属	根皮	秋冬
6. 稀莶	稀莶草 粘糊草	菊科	莶属	茎叶	夏秋
7. 络石藤	爬壁藤	夹竹桃科	络石属	全草	全年
8. 骨碎补	毛姜 猴姜	水龙骨科	槲蕨属	根茎	全年
9. 寻骨风	绵毛马兜铃	马兜铃科	马兜铃属	全草	春夏

207

药名	别名	名	科	属	药用部分	采集季节
10. 丝瓜络	丝瓜络	瓜络	葫芦科		瓜络藤叶	夏秋
11. 菝葜	金钢刺角	铁菝葜	百合科	菝葜属	根块	全年
12. 毛茛	黄疸草	毛茛	毛茛科	毛茛属	全草	夏秋
13. 伸筋草	舒筋草		石松科	石松属	全草	全年
14. 牛筋草	蟋蟀草	蟋蟀草	禾本科	蟋蟀草属	全草	夏秋
15. 八角枫	枫华瓜木	八角枫	八角枫科	八角枫属	根茎叶	全年

208

药名	别名	科	属	药用部分	采集季节
16.枸骨	六角 老鼠剌剌	冬青科	冬青属	根 叶 种子	全年
17.楤木	鸟不企	五加科	楤木属	根 树皮	全年
18.闹羊花	八里麻 老虎花	杜鹃科	杜鹃属	根 花 果	全年
19.石吊兰	石苦参	苦苣苔科	石吊兰属	全草	全年
20.鸡屎藤	臭藤 鸡矢藤	茜草科	鸡屎藤属	根 藤	夏秋
21.接骨木	插插活	忍冬科	接骨木属	根	秋冬

209

1949
新 中 国
地 方 中 草 药
文 献 研 究
(1949—1979年)
1979

药 名	别 名	科	属	药用部分	采季节	集季节
22. 野山药	穿山龙薯蓣	薯蓣科	薯蓣属	根茎	春秋	
23. 四叶细辛	四块瓦天王	金粟兰科	金粟兰属	全草	春夏秋	
24. 薜荔藤	凉粉果	桑科	无花果属	根 藤 果	全年	
25. 桑寄生	寄生	桑科	槲寄生属	嫩枝	春冬	
26. 粉防己	倒地拱	防己科	千金藤属	块根	秋	
27. 野葡萄	蛇葡萄	葡萄科	蛇葡萄属	根藤	夏秋	

210

药 名	别 名	名	科	属	药用部分	采集季节
28. 锦 鸡 儿	金雀花	土黄芪	豆科锦鸡儿属		根	夏秋
29. 南 蛇 藤	过山龙		卫矛科南蛇藤属		根藤	春秋
30. 爬 山 虎	枫藤		葡萄科爬山虎属		根藤	夏秋
十三、温热药						
1. 官 桂	肉桂	山肉桂	樟科樟属		树皮	全年
2. 吴 茱 萸	吴萸		芸香科吴茱萸属		果实	秋
3. 小 茴 香	小茴		伞形科茴香属		果实	秋

211

1949
新　中　国
地方中草药
文　献　研　究
(1949—1979年)
1979

药名	别　名	科	属	药用部分	采集季节
4.花　椒		芸香科	花椒属	果实	秋
5.艾　叶	五月艾	菊科	蒿属	叶	4—7月
6.竹叶椒	野花椒	芸香科	花椒属	果	秋
				根	全年
7.山鸡椒	山苍子	樟科	木姜子属	叶根果	全年
	毕澄茄				
	姜木香				
8.八　角	八角茴香	木兰科	八角茴香属	果	秋
	红茴香			根	全年
9.辣　椒	大椒	茄科		果实	夏秋

212

十四、理气药

药名	别名	科	属	药用部分	采集季节
1. 厚朴		木兰科	木兰属	树皮 花蕾	春夏
2. 陈皮	青皮 橘红	芸香科	柑橘属	果皮 核 络	夏秋
3. 香附子	莎草	莎草科	莎草属	叶 块茎	春秋
4. 乌药	矮樟	樟科	钓樟属	根	全年
5. 延胡索	玄胡 元胡	罂粟科	紫堇属	块茎	立夏后

213

1949
新 中 国
地 方 中 草 药
文 献 研 究
(1949—1979年)
1979

药名	别名	名	科	属	药用部分	采集季节
6.薤白	野小蒜		百合科	葱属	鳞茎	夏
7.樟	树香樟		樟科	樟属	根、果、枝、皮、叶	全年
8.桂花	八月桂		木犀科	木犀属	花、果、皮	秋冬
9.徐长卿	消遥竹、寥刁竹		萝摩科	徐长卿属	全草	夏秋
10.野鸭椿	鸡矢头椿、野雅椿		省沽油科	野鸭椿属	根、种子	全年

214

药　名	别　名	名	科	属	药用部分	采集季节
11.枳　实	臭桔子	枸橘	芸香科枸橘属		果实果壳	夏秋
12.旋 复 花	金沸花		菊科旋复花属		花 茎叶	夏秋
十五、理血药						
1.丹　参	紫丹参	红根	唇形科鼠尾草属		根	冬春
2.川　芎	川芎	抚芎	伞形科藁本属		根茎	立夏后
3.红　花	藏红花		菊科红花属		花	夏
4.泽　兰	地瓜儿苗		唇形科地笋属		茎叶	夏秋

215

1949
新 中 国
地方中草药
文 献 研 究
(1949—1979年)
1979

药名	别名	科	属	药用部分	采集季节
5. 益母草	茺蔚	唇形科	益母草属	全草 果	夏秋
6. 鸡血藤	活血藤 野豆藤	豆科	鸡血藤属	茎	秋冬
7. 马鞭草	疟疾草	马鞭草科	马鞭草属	地上部分	夏秋
8. 月季花	月月红	蔷薇科	蔷薇属	花 根	夏秋
9. 虎杖	酸筒杆 活血连	蓼科	蓼属	叶 根茎	春秋
10. 土牛膝	白牛夕	苋科	牛夕属	根	秋冬

216

药名	别名	科	属	药用部分	采季集节
11.凤仙花	指甲花 急性子 透骨草	凤仙花科	凤仙花属	花 种子 茎叶	夏秋
12.矮脚茶	平地木	紫金牛科	紫金牛属	全草	全年
13.紫茉莉	胭脂草 洗澡花	紫茉莉科	紫茉莉属	根 种子 茎叶	夏秋
14.秋海棠	海棠花	秋海棠科	秋海棠属	块茎 果	秋末
15.瑞香	雪里开花	瑞香科	瑞香属	根 树皮 花 叶	全年

217

1949
新 中 国
地 方 中 草 药
文 献 研 究
(1949—1979年)
1979

药名	别名	科	属	药用部分	采集季节
16.映山红	红杜鹃花	杜鹃科	杜鹃属	根 花	春夏
17.朱砂根	大罗伞	紫金牛科	紫金牛金属	根	全年
18.珍珠菜	金鸡脚下红	报春花科	珍珠菜属	根	秋
19.猫爪草	小毛茛	毛茛科	毛茛属	全花	春夏
20.茄子		茄科		根 果蒂	夏秋
21.单叶泽兰	大泽兰	菊科	泽兰属	全草	夏秋
22.老鹳草	饶牛儿苗	饶牛儿苗科	老鹳草属	全草	春夏秋

218

药名	别名	科	属	药用部分	采集季节
23. 黄花连翘	小刘寄奴	金丝桃科	金丝桃属	全草	夏秋
24. 桃仁	仁	蔷薇科		种仁 叶	夏
25. 三棱	三棱草	黑三棱科	黑三棱属	块茎	秋
26. 王不留行	麦兰菜	石竹科	王不留行属	种子	芒种前后
27. 蒿	刘寄奴 茵陈	菊科	蒿属	全草	夏秋
28. 鬼箭羽	卫矛	卫矛科	卫矛属	根 枝	全年

219

药名	别名	科	属	药用部分	采集季节 采季
29. 凌霄	钟形花	紫葳科	凌霄属	花 根 叶	夏秋
30. 八楼麻	陆英 蒴藋	忍冬科	接骨草属	全草	夏秋
31. 猕猴桃	阳桃 藤梨	猕猴桃科	猕猴桃属	果 藤根	夏 全年
十六、止血药					
1. 白芨	山慈菇	兰科	白芨属	块茎	秋
2. 三七	田三七 参三七 七	五加科	人参属	根	秋

220

药名	别名	科	属	药用部分	采集季节
3. 旱莲草	墨旱莲 止血草	菊科	鳢肠属	全草	夏秋
4. 茜草	四棱花	茜草科	茜草属	根藤	夏秋
5. 仙鹤草	龙芽草	蔷薇科	龙芽草属	全草	夏秋
6. 地榆	红地榆	蔷薇科	地榆属	根	春秋
7. 小蓟	小刺儿菜 野小刺儿菜 红花	菊科	刺儿菜属	全草	夏秋
8. 大蓟	大刺儿菜 恶鸡婆	菊科	蓟属	全草	夏秋

221

1949
新 中 国
地 方 中 草 药
文 献 研 究
(1949—1979年)
1979

药 名	别 名	名	科	属	药用部分	采集季节
9. 蒲	黄蒲棒	香蒲	香蒲科	香蒲属	带花药的花粉	夏秋
10. 马	勃灰包	马泡	灰包科	脱皮马勃属	子实体	4-9月
11. 苎	麻野苎麻	苎麻	荨麻科	苎麻属	根叶	夏秋
12. 紫	珠紫珠草	紫珠草	马鞭草科	紫珠属	根 叶 果	5-11月
13. 檵	木檵柴	木檵柴	金缕梅科	檵木属	根 花 叶	
14. 土 三 七	三七景天三七伤力草	土三七	景天科	景天属	全草 根	全年

222

药名	别名	科	属	药用部分	采集季节
15.菊三七	红背三七 秋三七	菊科	三七草属	根 茎 叶	夏秋
16.苺	蒴苺泡 三月泡	蔷薇科	悬钩子属	根 茎 叶	夏秋
17.瓦松	瓦花	景天科	瓦松属	全草	6-10月
18.仙桃草	接骨仙桃草	玄参科	婆婆纳属	带虫瘿的全草	初夏

223

1949

新 中 国
地 方 中 草 药
文 献 研 究
(1949—1979年)

1979

药 名	别 名	科	属	药用部分	采季 集节
十七、芳香开窍药					
1.石菖蒲	九节菖蒲	天南星科	菖蒲属	根茎	全年
2.水菖蒲	白菖蒲	天南星科	菖蒲属	根茎	夏秋
十八、平肝息风药					
1.菊花	滁菊 杭菊 白菊	菊科	菊属	花	秋

224

药 名	别 名	科	属	药用部分	采集季节
2. 天 麻	赤箭 明天麻	兰科	天麻属	块茎	春秋
3. 钩 藤	双钩 钩丁	茜草科	钩藤属	钩茎	春秋
4. 草决明	决明子	豆科	决明属	种子	秋
5. 白 蒺 藜	刺蒺藜 吉力	蒺藜科	蒺藜属	果实	秋
6. 夏 枯 草	夏枯草 棒槌草球	唇形科	夏枯草属	花穗	初夏
7. 臭 牡 丹	臭桐 大红袍	马鞭草科	海州常山属	全株	夏秋
8. 荠 菜	地菜 清明菜	十字花科	荠属	全草	春

225

1949
新 中 国
地 方 中 草 药
文 献 研 究
(1949—1979年)
1979

药 名	别 名	科	属	药用部分	采集季节
9.枳椇子	拐枣 鸡爪子	鼠李科	拐枣属	果	秋末
10.猪毛菜	乍蓬棵子	藜科	猪毛菜属	地上部分	夏秋
十九、养心安神药					
1.远志	狭叶远志	远志科	远志属	根	春秋
2.酸枣	小山枣	鼠李科	酸枣属	果仁果肉	秋
3.合欢	夜合 绒花树 树	豆科	合欢属	树皮 树皮 花	全年 全年 夏

226

药 名	别 名	科	属	药用部分	采集季节
4.灵芝	芝菌草 紫芝	多孔菌科	灵芝属	子实体	全年
5.小麦	麦浮小麦	禾本科	麦属	果实	初夏
6.松针	松树 马尾松	松科	松属	针叶 树脂花	全年 春
7.园柏	柏桧树 刺柏	柏科	园柏属	子仁 叶	夏秋
8.含羞草	喝呼草 丑草	豆科	含羞草属	全草	夏秋
9.罗布麻	泽漆麻	夹竹桃科	罗布麻属	全草	秋
10.缬草	臭草	败酱科	缬草属	根	秋

227

1949

新 中 国
地 方 中 草 药
文 献 研 究
(1949—1979年)

1979

二十、补益药

药名	别名	科	属	药用部分	采集季节
1. 补骨脂	破故纸	豆科补骨脂属		种子	9—10月
2. 胡卢巴	卢巴子	豆科豆属		种子	8— 9月
3. 杜仲	丝棉树	杜仲科杜仲属		皮	春秋
4. 菟丝子	无根藤	旋花科菟丝子属		种子 藤	秋
5. 续断	巨胜	山萝卜科续断属		根	秋
6. 仙茅	千年棕	石蒜科仙茅属		根茎	夏秋

228

药名	别名	科	属	药用部分	采集季节
7. 淫羊藿	仙灵脾 三枝九叶草	小蘗科	淫羊藿属	地上部分	夏秋
8. 韭菜子	韭菜	百合科		种子	8-9月
9. 柘树	柘刺 刺柘	桑科	柘属	根 干皮	全年
10. 党参	潞党参	桔梗科	党参属	根	8-10月
11. 白术	冬白术	菊科	苍术属	根茎	9-10月
12. 太子参	孩儿参	石竹科	假缕属	块根	7-9月

229

1949
新 中 国
地 方 中 草 药
文 献 研 究
(1949—1979年)
1979

药名	别名	名	科	属	药用部分	采集季节
13.山药	淮山药	珠芽 称：零余子	薯蓣科	薯蓣属	块茎 珠芽	9~11月 秋
14.白扁豆	眉豆		豆科		种子	秋
15.甘草	甜草		豆科	甘草属	根	春秋
16.大枣	红枣		鼠李科		果	秋
17.大麦芽	麦芽		禾本科		果	夏
18.土人参	土洋参 土高丽参		马齿苋科	土人参属	根	夏秋
19.明党参	明党参		伞形科	明党参属	根	初夏

230

药名	别名	科	属	药用部分	采集季节
20.四叶参	羊乳 奶参	桔梗科	党参属	块根	全年
21.绿豆参	野豇豆根 绿豆	豆科	豇豆属	根	夏秋
22.石斛	霍山石斛	兰科	石斛属	茎	春秋
23.麦门冬	麦冬 寸冬	百合科	麦冬属	块根	全年
24.天门冬	天冬	百合科	天门冬属	块根	秋
25.生地黄	地黄	玄参科	地黄属	根	秋
26.玄参	元参 黑参	玄参科	玄参属	根	秋
27.玉竹	葳蕤	百合科	黄精属	根茎	春夏秋

231

1949
新 中 国
地方中草药
文 献 研 究
(1949—1979年)
1979

药名	别名	科	属	药用部分	采集季节
28.黄精	多花黄精	百合科	黄精属	根茎	春夏秋
29.百合	野百合	百合科	百合属	鳞茎 花	夏秋
30.女贞子	冬青子	木犀科	女贞属	果实 叶 果	冬 全年 夏秋
31.枸杞	根皮名：地骨皮	茄科	枸杞属		
32.当归	甜菜芽	伞形科	当归属	根	秋
33.何首乌	藤名：夜交藤	蓼科	蓼属	根茎	秋后

232

药 名	别 名	科 属	药用部分	采集季节
34.白 芍	芍药	毛茛科芍药属	根	春秋
35.芝 麻	胡麻子	胡麻科	种子花 叶	秋夏
二十一、固涩药				
1.五味子	北五味子	木兰科五味子属	果实藤根	秋全年
2.山 茱 萸	山萸肉 枣皮	山茱萸科株木属	果肉	霜降后
3.芡 实	鸡头米 芡实米	睡莲科芡属	种仁	秋

233

1949

新　中　国
地方中草药
文　献　研　究
(1949—1979年)

1979

药　名	别　名	科	属	药用部分	采季节集节
4.复　盆　子	大头莓	蔷薇科	悬钩子属	果　根　叶	夏
5.金　樱　子	蜜糖罐子	蔷薇科	蔷薇属	果　　根	秋后
6.小果蔷薇	野蔷薇	蔷薇科	蔷薇属	果　　根	秋
7.石　　榴	安石榴	石榴科	石榴属	果皮　花　根皮	秋
8.水　　蓼	辣蓼	蓼科	蓼属	全草	全年
9.乌　　梅	酸梅	蔷薇科	梅属	果肉	夏秋
10.菱　　角	野菱角	菱科	菱属	果　茎　叶	初夏
11.火　　炭　母	蓼子	蓼科	蓼属	全草	夏 夏秋

234

药　　名	别　　名	科	属	药用部分	采集季节
12.算　盘　子	野南瓜	大戟科	算盘子属	根 果 叶	夏秋
13.白　果	银杏树子、孙树	银杏科	银杏属	种仁 叶	秋
14.鸡　冠　花	红、白鸡冠花	苋科	青相属	树内皮 花序	全年 秋
15.椿	臭椿	苦木科	臭椿属	树白皮 果实	全年 秋
二十二、消 导　药					
1.莱　服　子	萝卜子	十字花科	萝卜属	种子 诀根	夏秋冬

235

1949
新　中　国
地方中草药
文　献　研　究
(1949—1979年)
1979

药名	别名	科	属	药用部分	采集季节
2. 野山楂	山里红	蔷薇科	山楂属	果实	秋
3. 无花果	奶果	桑科	无花果属	果、叶	秋
4. 铁扫帚	夜关门	豆科	胡枝子属	全草	夏秋
二十三、涌吐药					
1. 藜芦	山葱	百合科	藜芦属	根茎	春秋
2. 石蒜	老鸦蒜	石蒜科	石蒜属	鳞茎	全年
3. 夹竹桃	柳叶桃	夹竹桃科	夹竹桃属	叶 花	全年

236

二十四、驱虫杀虫药

药 名	别 名	科	属	药用部分	采集季节
1.苦楝子	金铃子	楝科	楝属	果实 根内皮	秋冬
2.南瓜		葫芦科		种子 藤 根	夏秋
3.蛇床子	野胡萝卜	伞形科	蛇床属	果实	秋
4.苦参	野槐	豆科	槐属	根	秋
5.贯众	黑狗脊	鳞毛蕨科	贯众属	根状茎	全年

237

1949
新　中　国
地 方 中 草 药
文　献　研　究
(1949—1979年)
1979

药名	别名	科　属	药用部分	采集季节
6. 狼毒	九头草	大戟科大戟属	根	秋冬
7. 木槿皮	种子名：朝天子	锦葵科木槿属	枝 根皮 花 种子	全年 秋
8. 土荆芥	臭藜	藜科藜属	地上部分	夏秋
9. 大蒜	蒜头	百合科大蒜属	鳞茎	夏
10. 烟叶		茄科烟属	叶	秋
11. 博落回	号筒杆 土霸王	罂粟科博落回属	全草	春夏秋
12. 枫杨		胡桃科枫杨属	叶 树皮	夏秋

238